U0056163

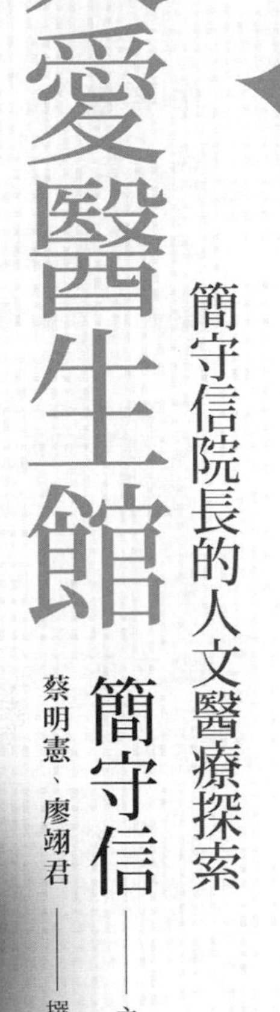

大愛醫生館

簡守信院長的人文醫療探索

簡守信——主述
蔡明憲、廖翊君——撰文

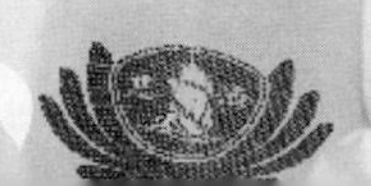

作者簡介

簡守信

整形外科醫師，喜歡將冷硬的醫學知識化為豐富多彩的趣味故事，運用多元媒介與大眾分享。長年主持帶狀醫療節目〈大愛醫生館〉，榮獲第四十九屆電視金鐘獎教育文化節目主持人獎。

曾任臺大醫院主治醫師、花蓮慈濟醫院外科部主任、副院長，大林慈濟醫院副院長、院長，現為臺中慈濟醫院院長。喜愛人群也關懷土地，曾獲頒臺灣醫療典範獎、臺中市低碳城市傑出貢獻獎。

撰文簡介

蔡明憲

在出版雜誌業任職二十五年，協助的傳記類出版品包括：《恆春仁醫思想起》（恆春醫師的傳記）、《弄花香滿衣》、《用紀錄想念我自己》《玉見幸福》《跨世紀的美麗歲月》《起厝的傳奇人生》《壯遊人生》《回憶我的一生》《恆春阿嬤的南國傳奇》等。

廖翊君

從事文字工作至今逾二十年，是作家，文字內容供應者，也是經紀人；同時有一群實力堅強的專案團隊夥伴，共同完成本本好書及好內容。

目前，寫作書籍累積近一百五十本，加上經紀協力作品約兩百本，包括《養心治本》（長庚中西醫療團隊，如何出版）《把台大團隊帶回家》（如何出版）、《走過輕狂——婦科名醫劉偉民的故事》（方智出版）《生命探險家－畫家劉其偉的故事》（泛亞文化）等醫學以及傳記作品。

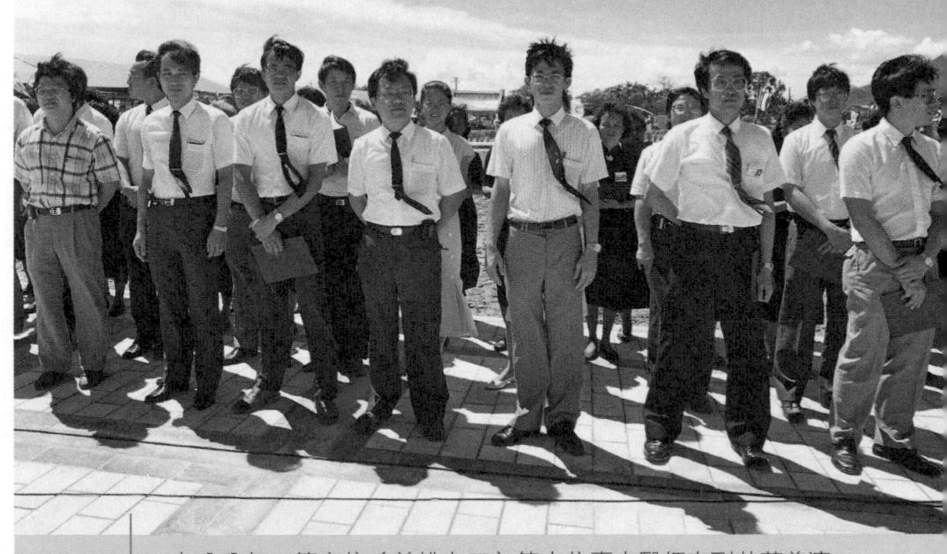

一九八八年，簡守信（前排左四）等十位臺大醫師來到花蓮慈濟醫院服務，開啟花東醫療的新頁。圖為一九八九年慈濟護專開學典禮。（慈濟基金會提供）

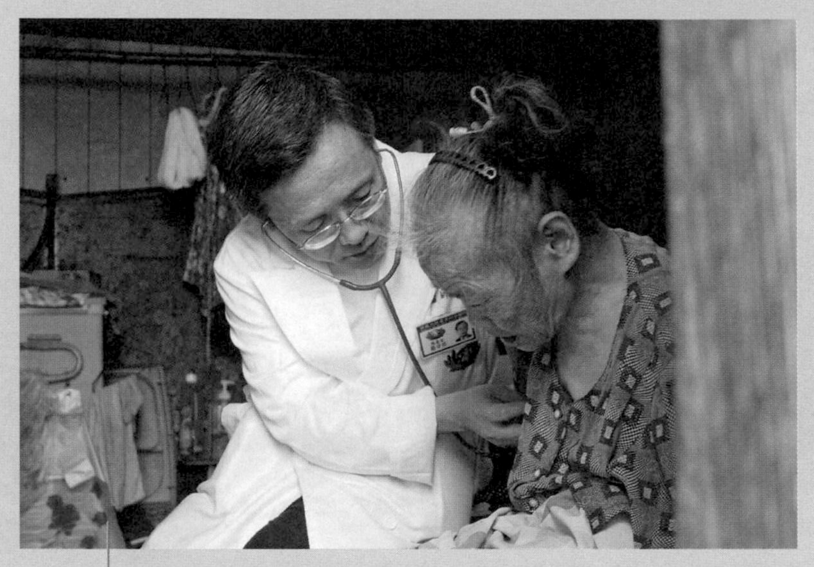

▲ 簡守信的診間不只在醫院，也在長街陋巷裡；他鼓勵醫師
◀ 們親身體會病人走過的路，才能理解病人的苦。

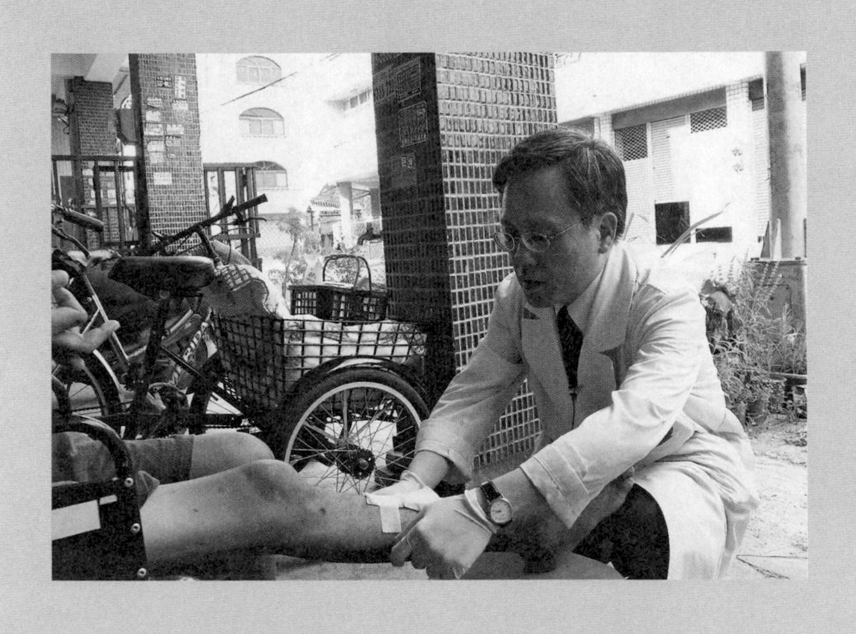

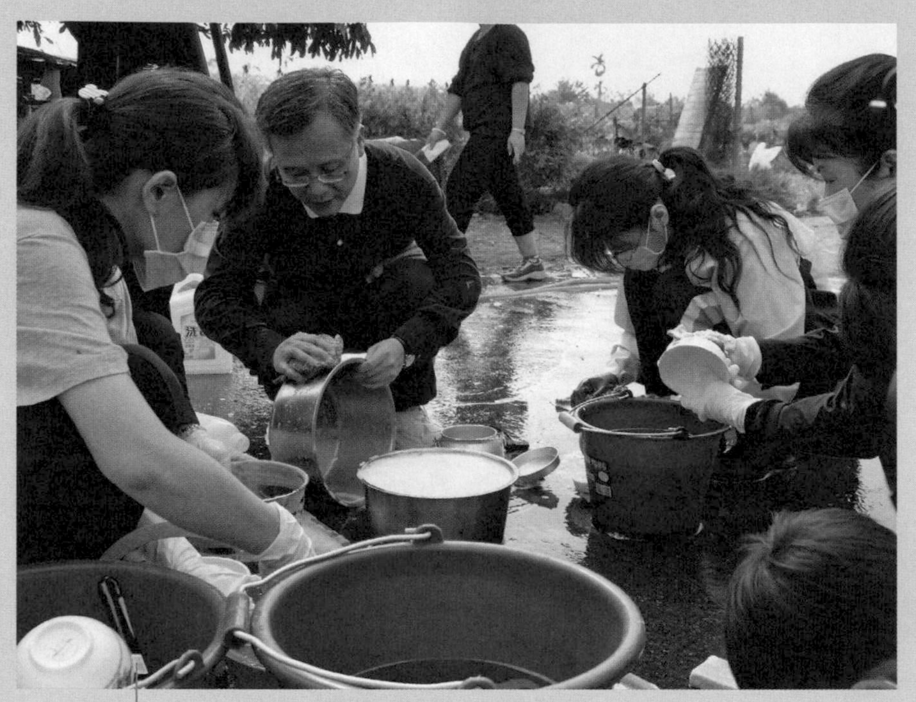

與同仁或志工訪視貧病弱勢個案後，發現居家環境髒亂，簡守信便躬身為照顧戶打掃環境。（黃小娟攝）

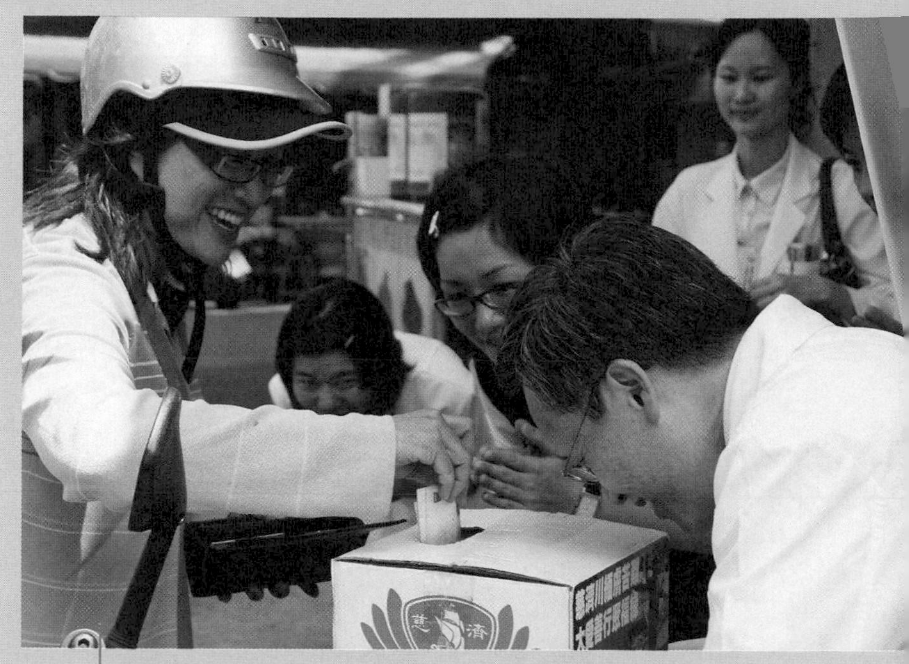

當臺灣或國際有難、慈濟志工走上街頭勸募時，簡守信也會帶著同仁們走入街頭巷尾，向路人勸募點滴愛心。（張庭禎攝）

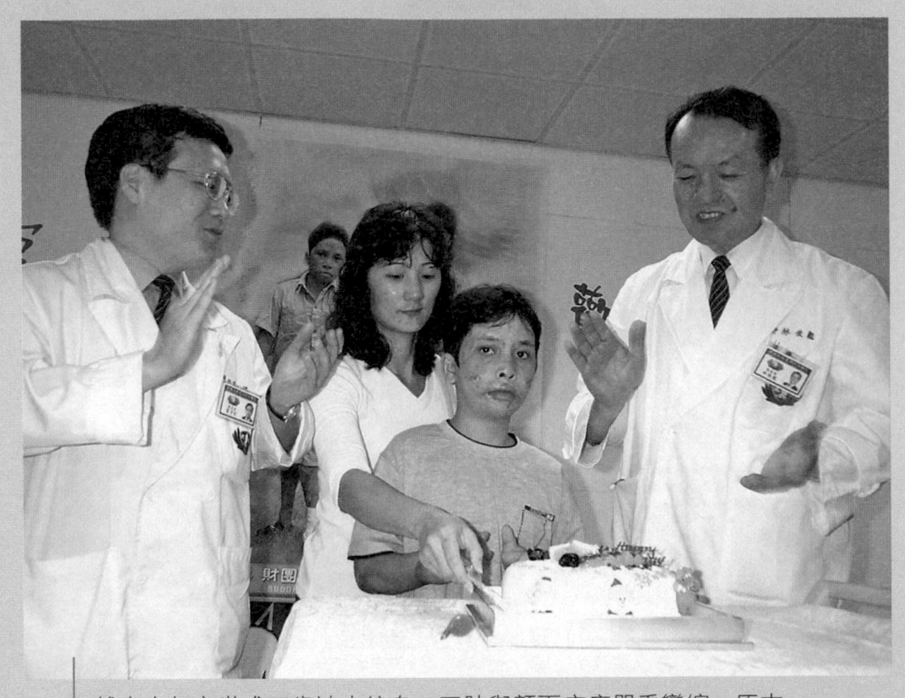

越南少年官世成四歲被火紋身，四肢與顏面疤痕嚴重攣縮，原本被判必須截肢；兩度來臺由簡守信手術後，已能正常行走。（大林慈濟醫院提供）

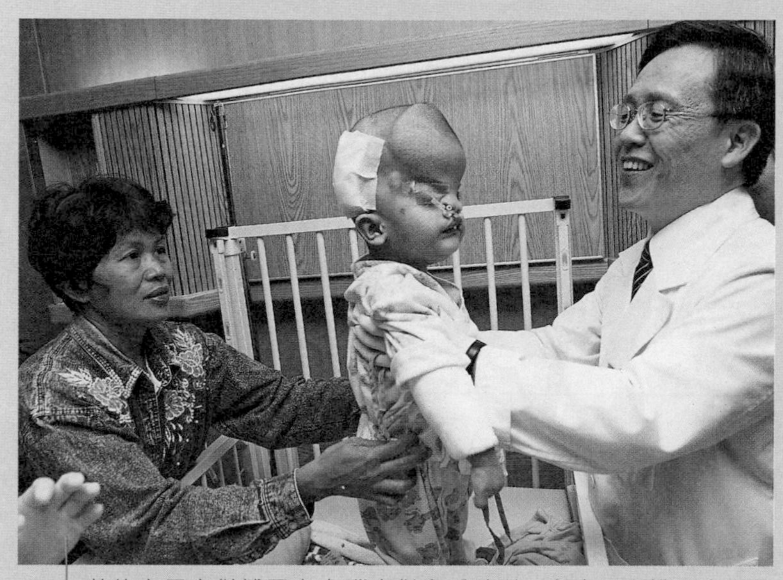

菲律賓男童傑博羅患水腦症併多重畸形，在志工安排下來臺就醫；簡守信與醫療團隊歷經多次手術，逐漸改善他的健康。
（林炎煌攝）

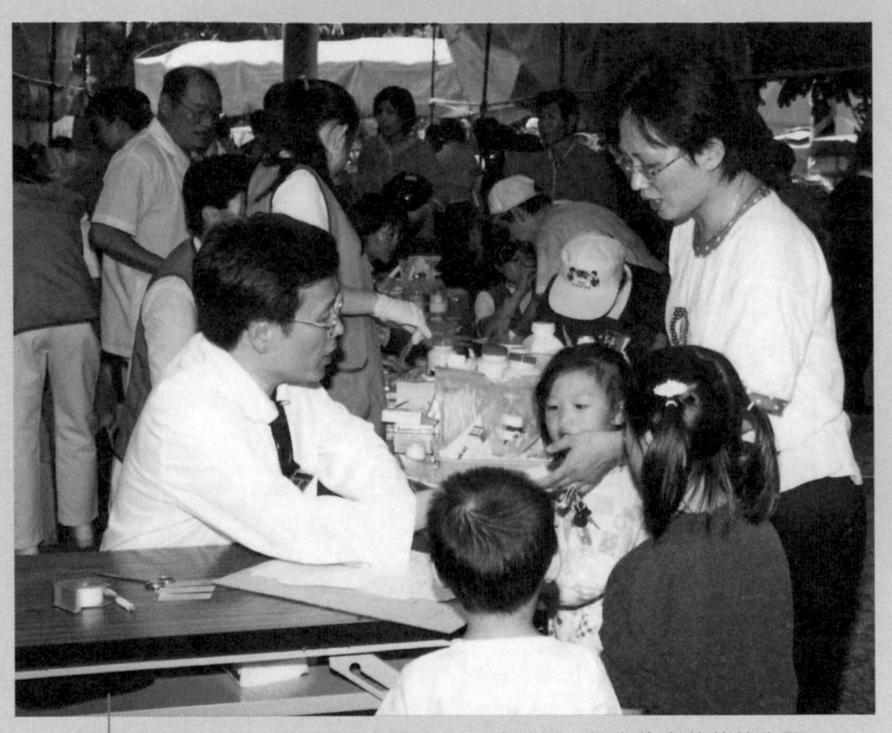

一九九九年，臺灣中部發生九二一大地震，簡守信率花蓮慈濟醫療團隊當日趕赴災區，展開醫療關懷。（慈濟基金會提供）

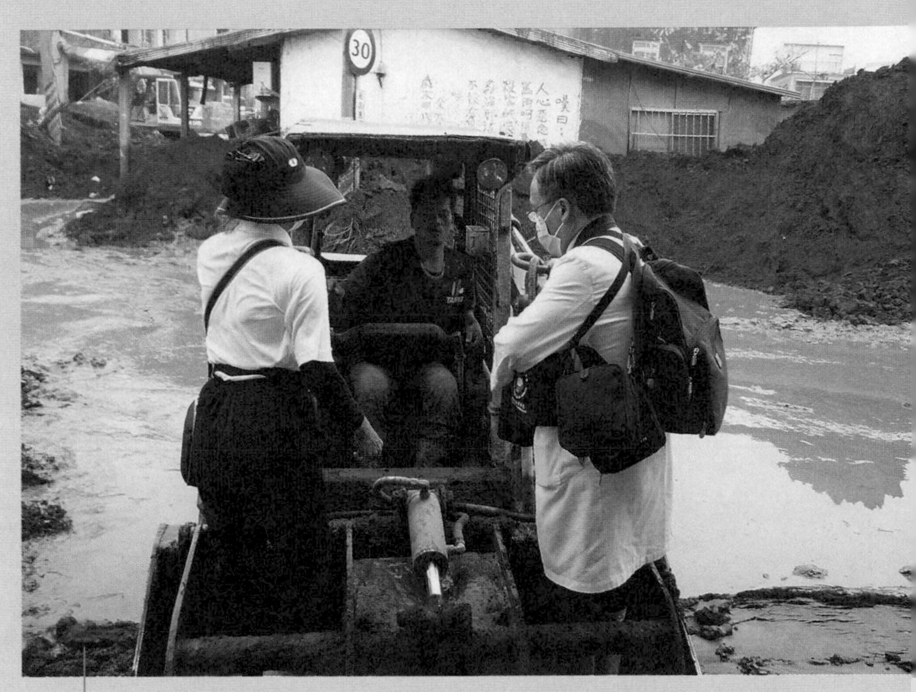

二〇〇九年，莫拉克風災災區範圍廣大，簡守信赴屏東縣林邊鄉勘災；遇積水淤泥阻礙，爬上「山貓」的挖斗繼續行進。（黃小娟攝）

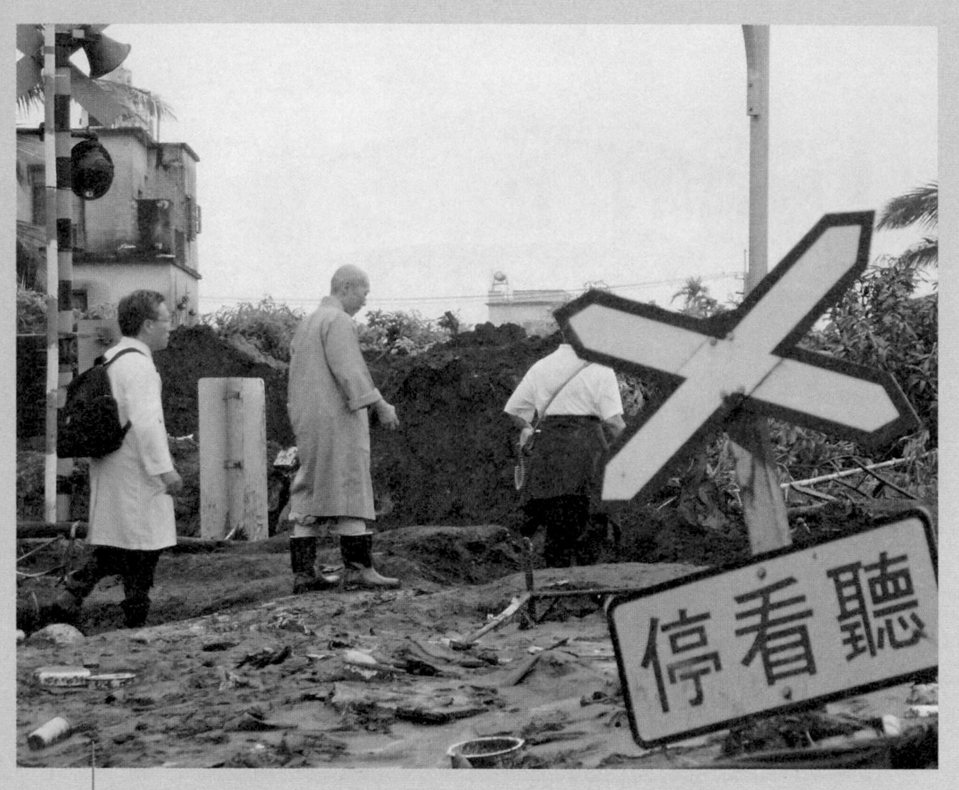

簡守信至林邊勘災，踩過一片泥濘，淤泥已淹沒道路及民宅。
（于劍興攝）

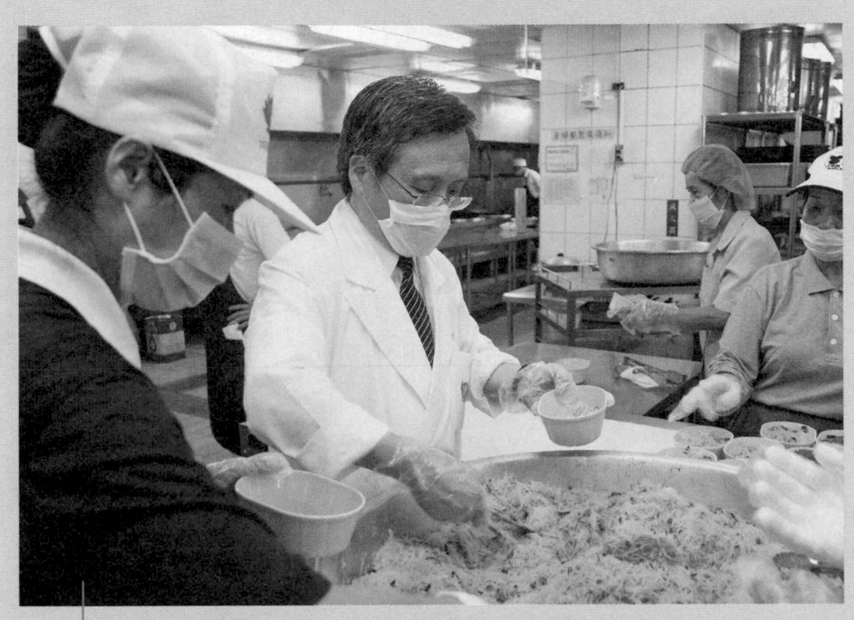

莫拉克風災造成南部地區嚴重水患，簡守信與同仁及志工，立即準備熱食送往災區。（林瑞茂攝）

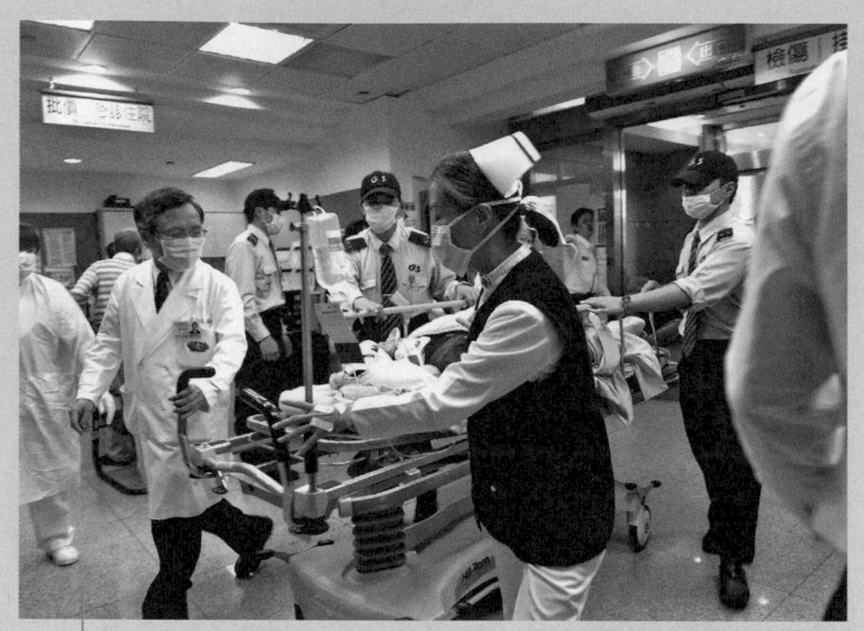

二〇一一年，阿里山小火車翻車，簡守信與上百位醫護同仁齊力搶救傷患。（大林慈濟醫院提供）

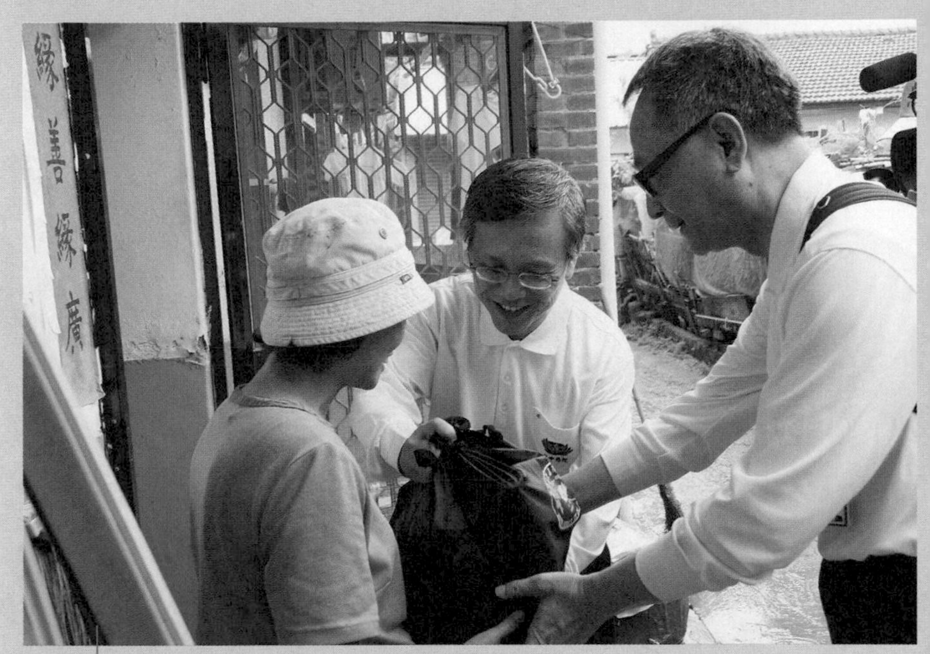

二〇一二年，蘇拉颱風造成南投低窪地區淹水，簡守信與臺中慈濟醫院同仁逐戶慰問受災鄉親。（賴廷翰攝）

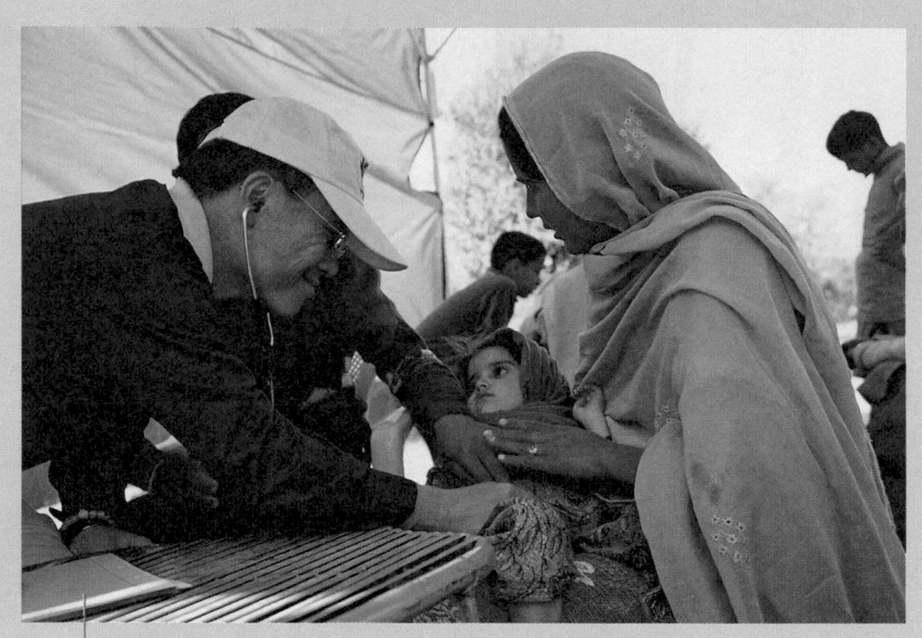

二〇〇五年，巴基斯坦大地震，慈濟賑災醫療團隊在克難環境中義診。（林炎煌攝）

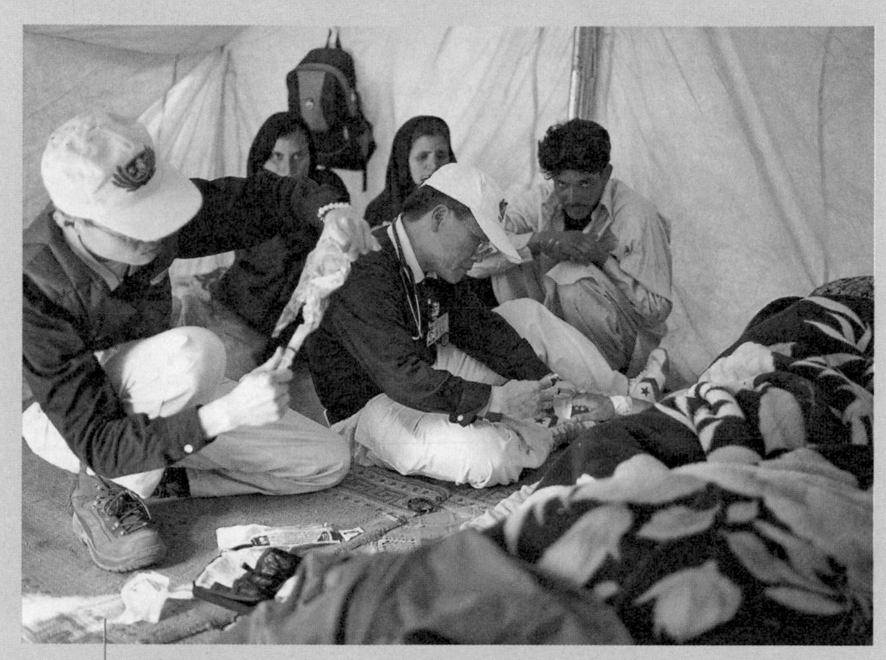

巴基斯坦義診，簡守信與葉添浩醫師，須蹲跪在地上為病患進行治療。（林炎煌攝）

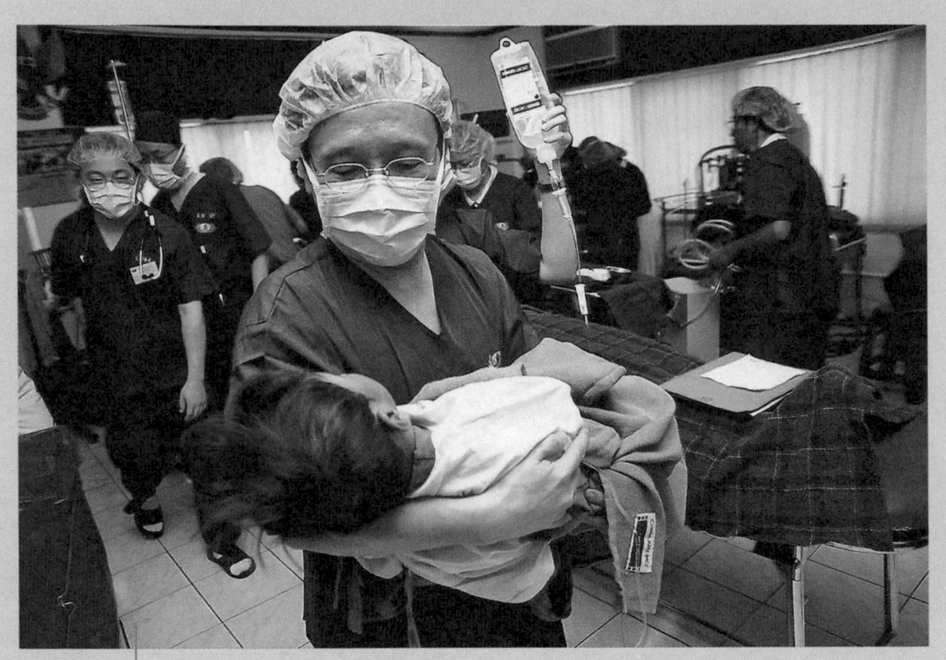

二〇〇八年南亞大海嘯後，慈濟於印尼舉行義診；簡守信抱起剛接受完唇顎裂手術的病童至恢復室。（顏霖沼攝）

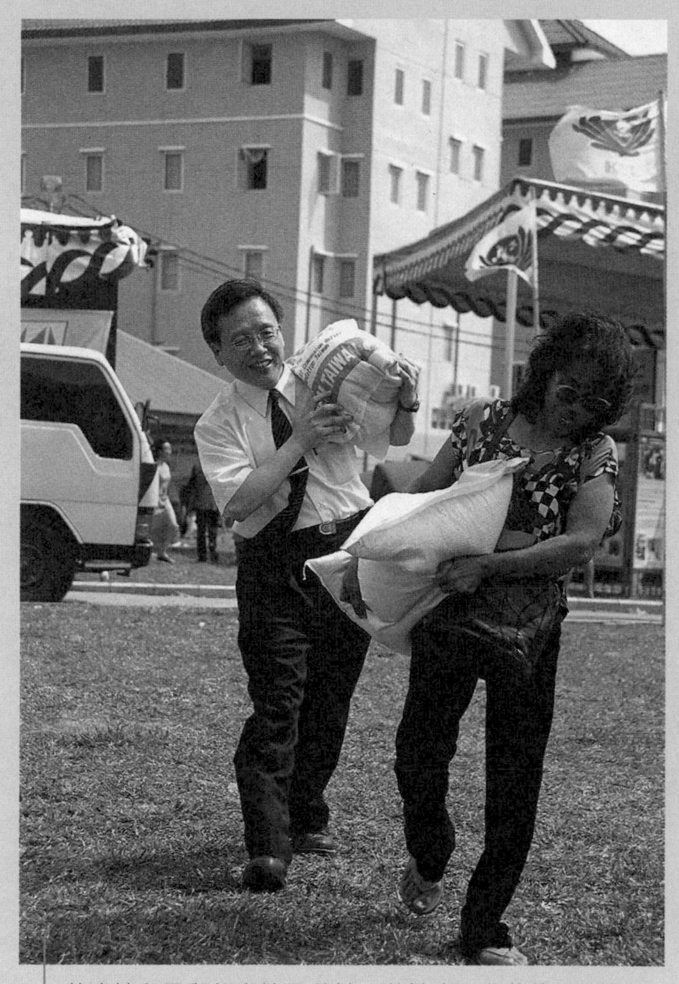

慈濟於印尼舉行發放及義診；義診告一段落後，簡守信協助居民搬運大米回家。（顏霖沼攝）

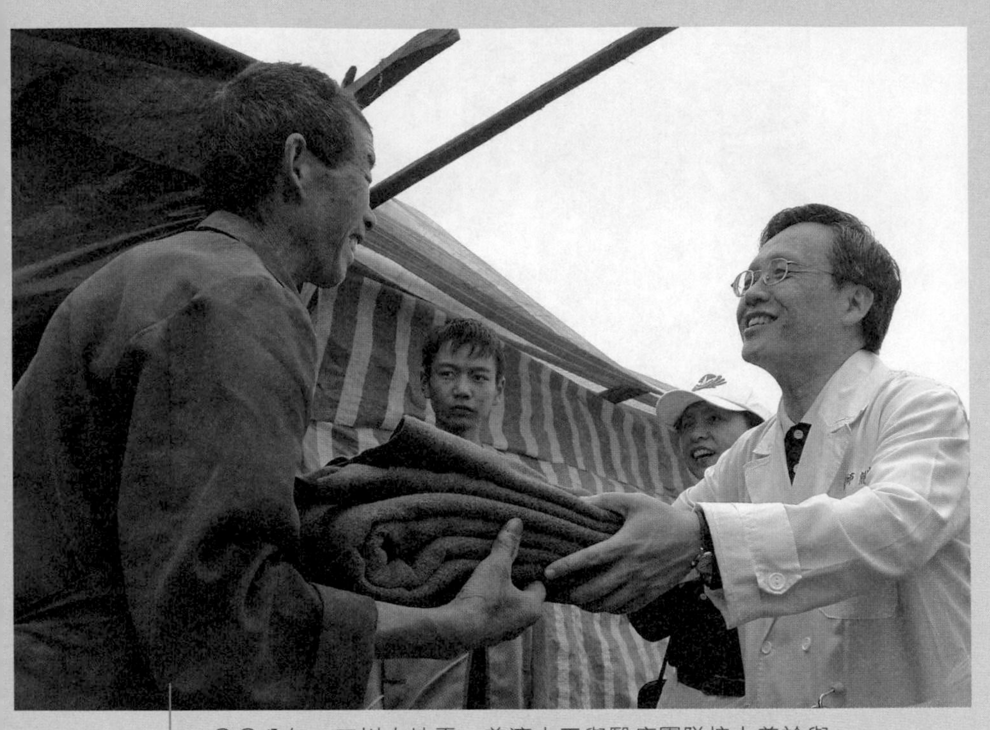

二〇〇八年，四川大地震，慈濟志工與醫療團隊接力義診與膚慰災區鄉親。簡守信於往診時為受災鄉親送上溫暖毛毯。（黃福全攝）

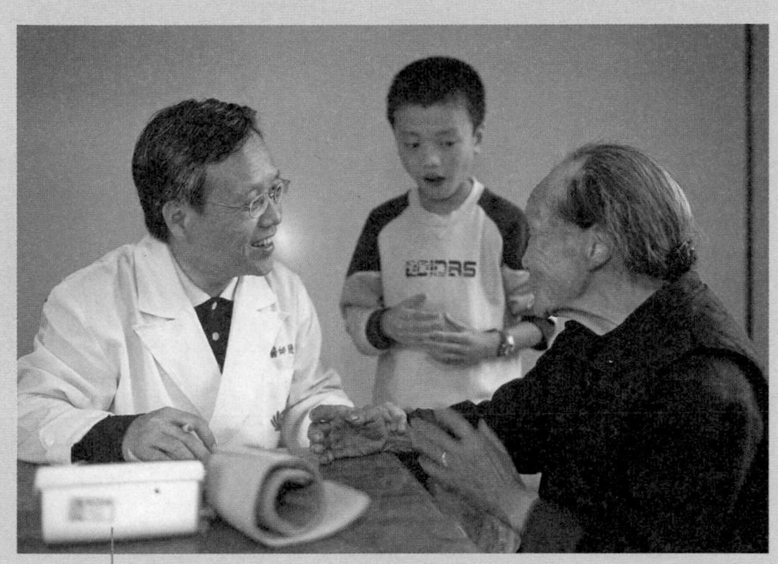

於四川大地震災區義診，簡守信親切詢問老人家身體狀況。
（林炎煌攝）

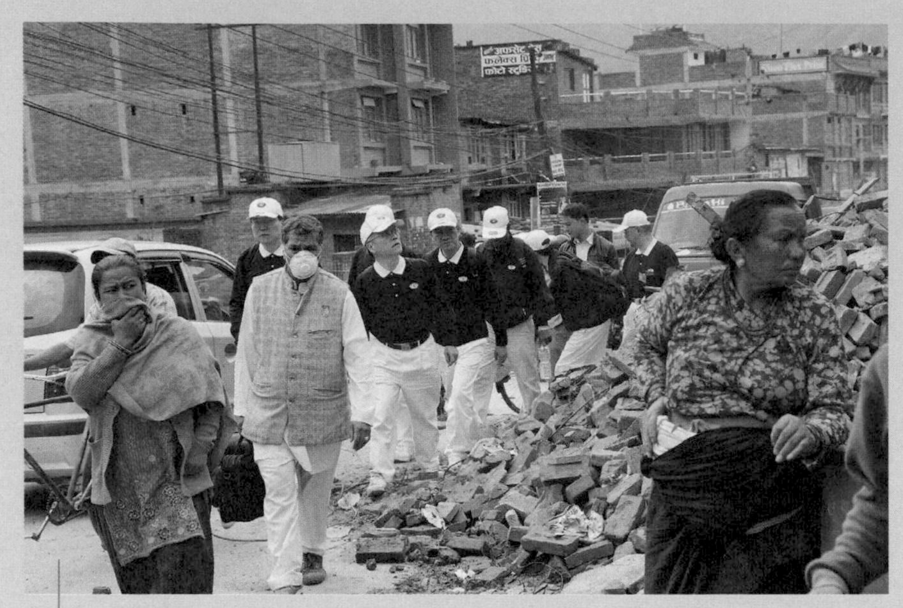

二〇一五年，尼泊爾強震造成嚴重傷亡，慈濟賑災醫療團克服多重挑戰，兩天後出發前往災區，簡守信院長一行人先至災區勘災。（羅瑞鑫攝）

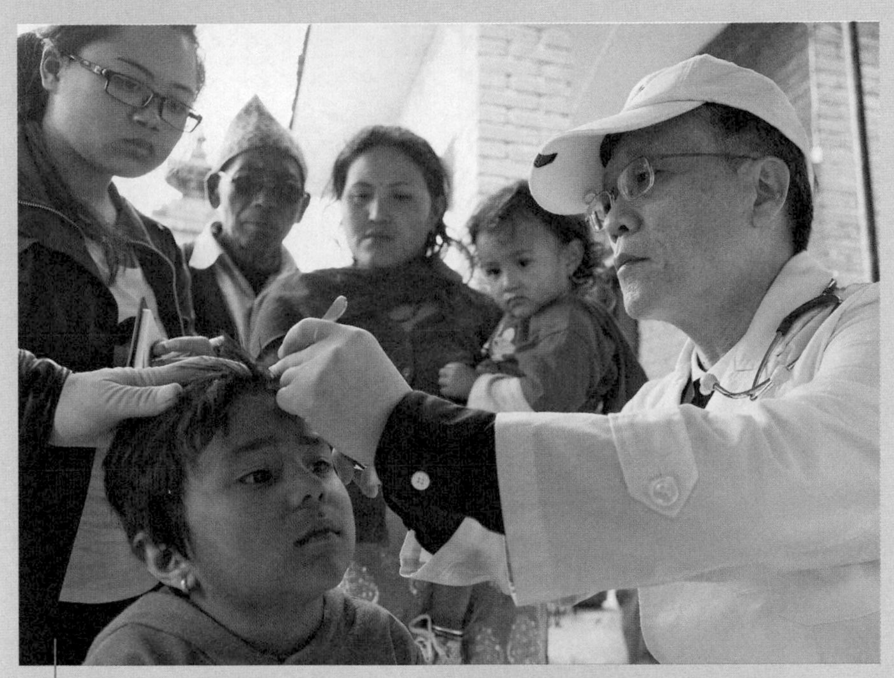

慈濟於尼泊爾強震災區舉行義診，簡院長為小朋友仔細檢查傷勢。
（慈濟基金會提供）

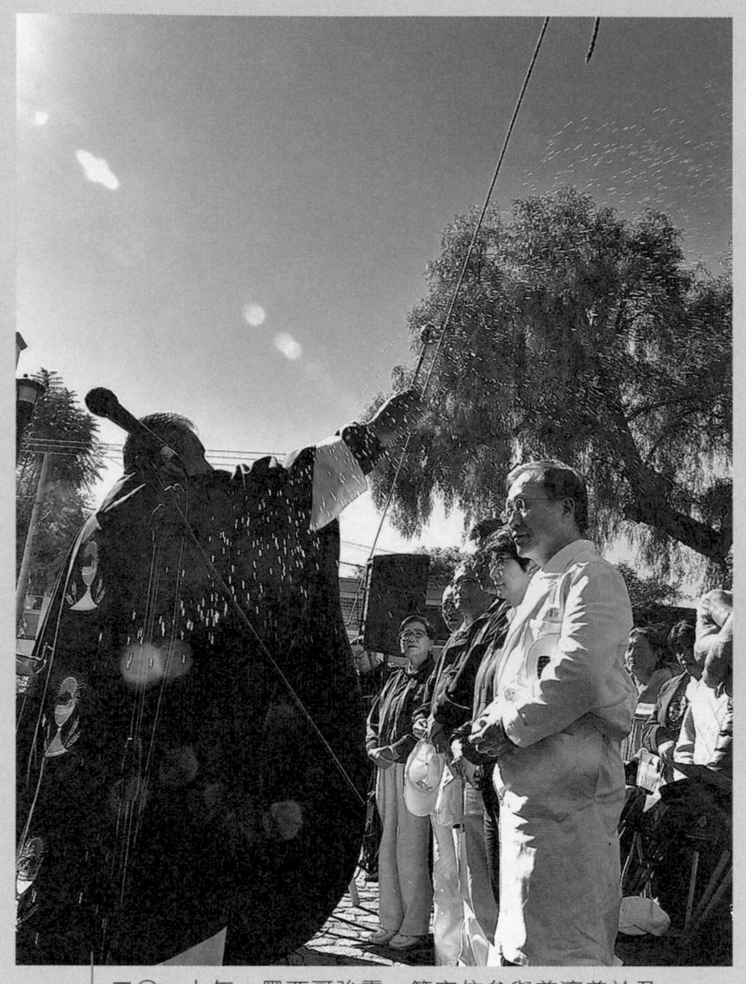

二〇一七年，墨西哥強震，簡守信參與慈濟義診及發放。（黃筱哲攝）

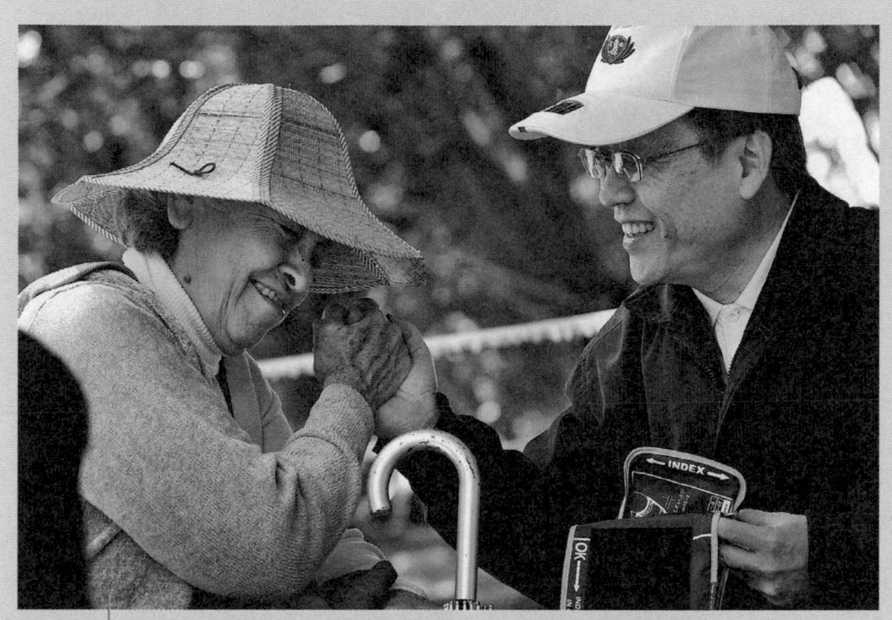

簡院長關懷墨西哥災民，跨越語言隔閡，送上最真摯的溫暖。（黃筱哲攝）

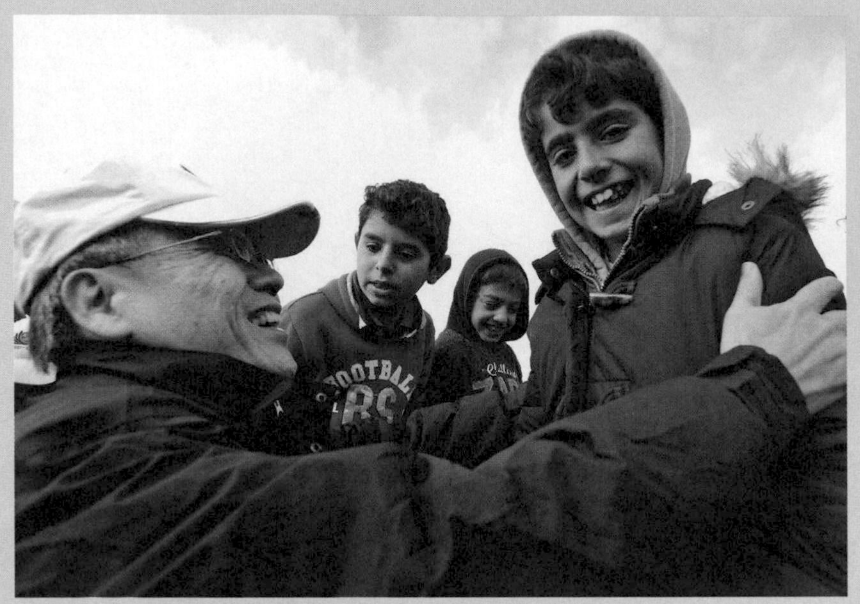

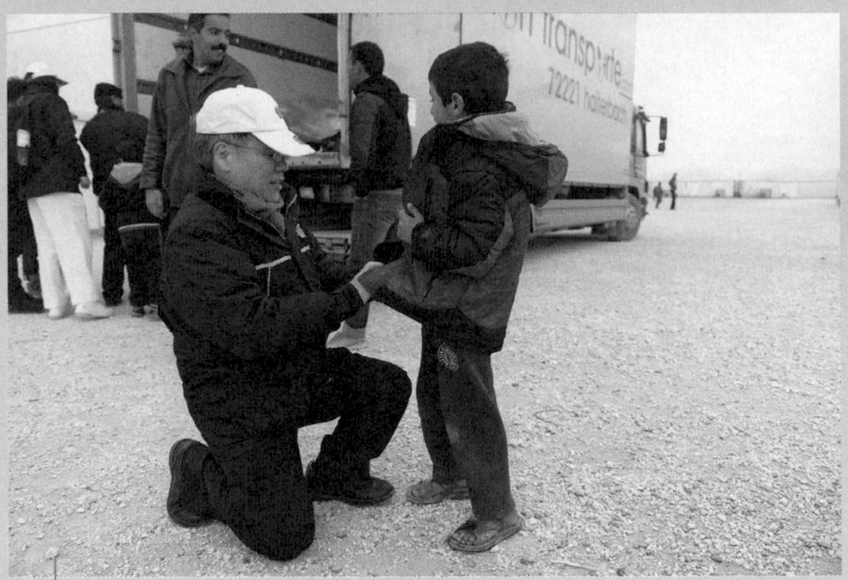

敘利亞內戰造成大量難民潮，臺灣慈濟醫療團隊赴約旦難民營義診，
簡守信為難民孩童穿上冬衣。（上：黃筱哲攝／下：周幸弘攝）

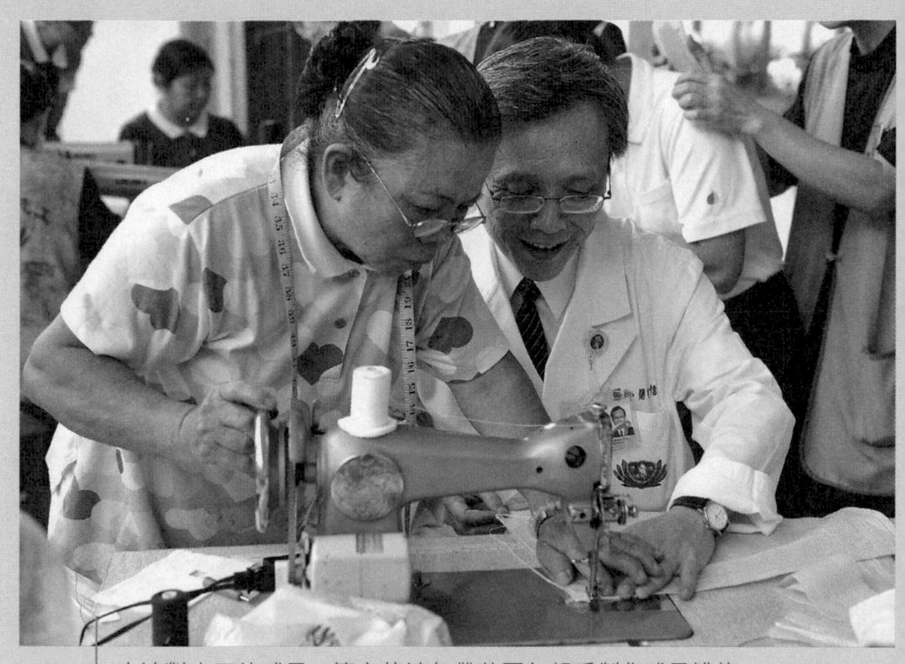

表達對志工的感恩，簡守信連年帶著同仁親手製作感恩禮物，甚至當起了裁縫師，製作手提袋。（大林慈濟醫院提供）

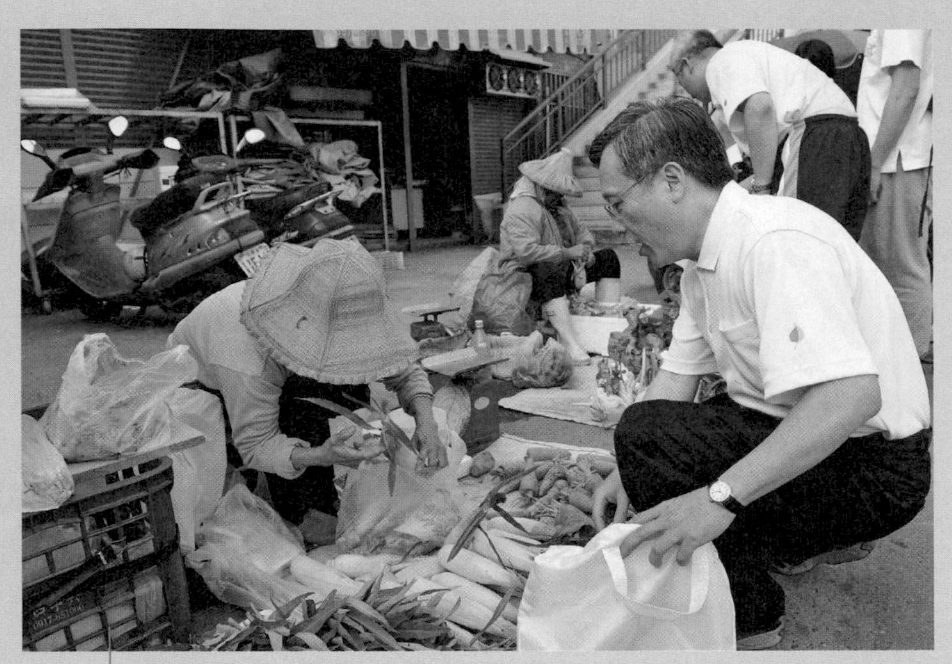

簡守信休閒假日會邀約醫師一同上菜市場，與當地小農互動，
拉近彼此距離。（楊舜斌攝）

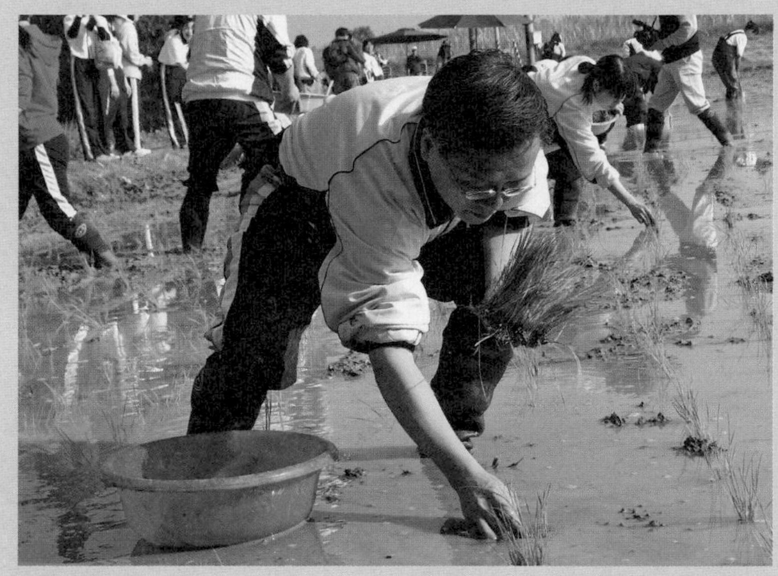

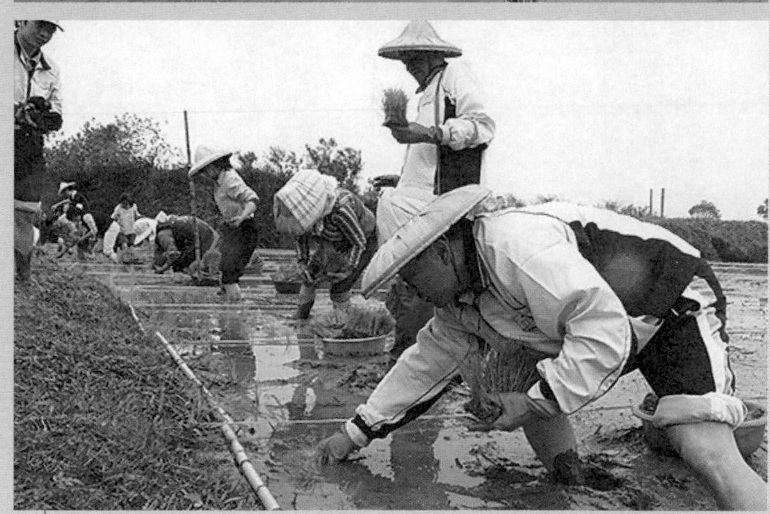

大林慈濟醫院同仁自二〇〇六年開始種田；增加休閒樂趣的同時，更能親身體驗農民的生活，與鄉親產生共鳴。（上：黃小娟攝／下：何姿儀攝）

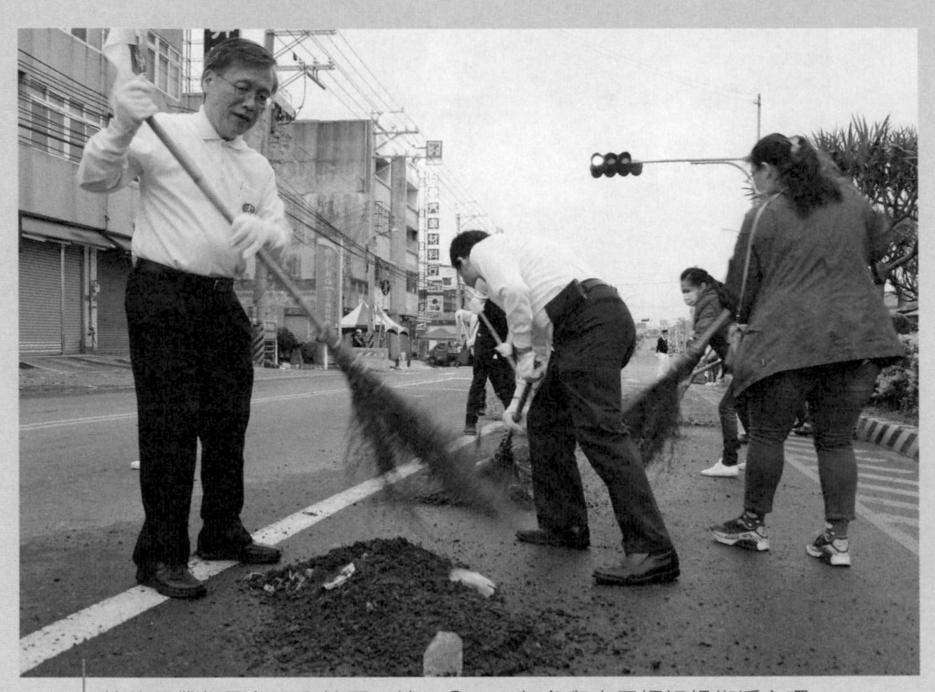

簡院長帶領同仁深入社區，於二〇一四年參與大甲媽祖掃街淨心環保行動。（賴廷翰攝）

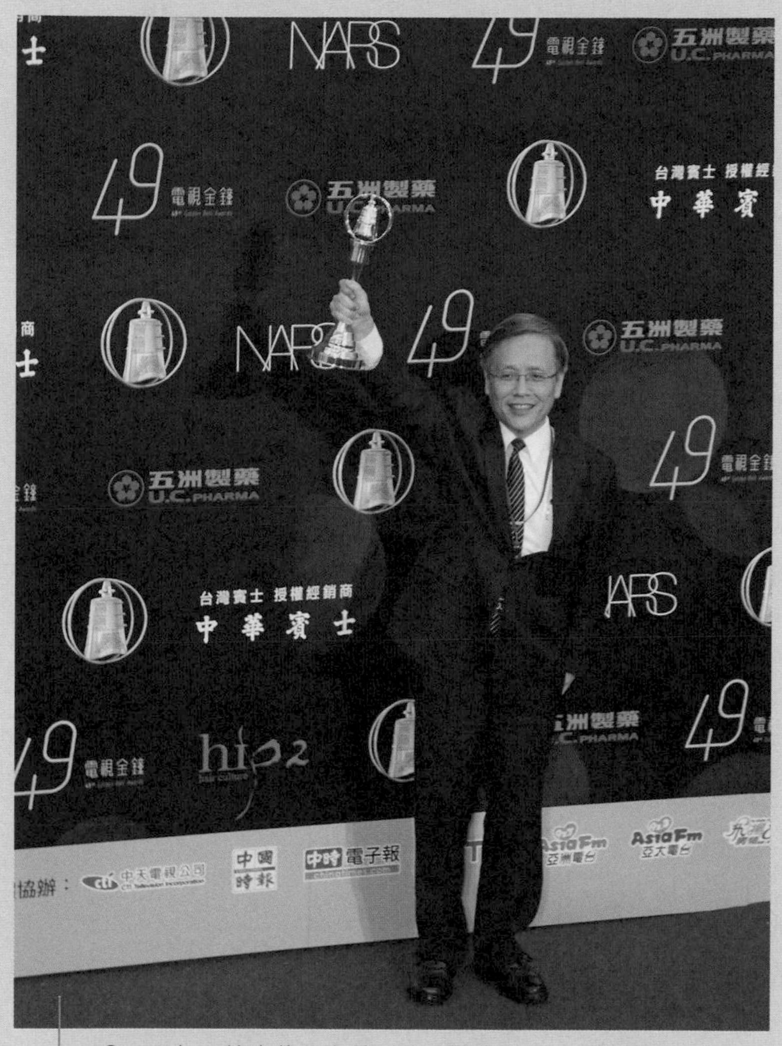

二〇一四年，簡守信因主持〈大愛醫生館〉，榮獲第四十九屆電視金鐘獎最佳教育文化節目主持人獎。（葛傳富攝）

推薦序

悲心橫溢的現代人醫

——釋證嚴

今年八月在精舍舉行的醫療志策會，各院區的院長聚會一處，氣氛甚是熱烈。臺中慈院簡院長跟師父說，他來到慈濟，今年剛好三十年整了。驀回首，三十年時間彈指過，歲月催人老，但也可以成就諸般功業、德業。

很感恩三十年前選擇留在東部偏鄉打拚的這群年輕醫師，因為他們一念抉擇，終於為已經啟業兩年的花蓮慈院帶來新的契機。記得當時常常去到醫院關心，不時從志工口中知道，有這麼一位愛心濃郁、醫術精良的好醫師。

當時，有位長得很漂亮的女孩，不幸猝遇車禍，整張臉都破碎了；經過簡院長巧手修補，出院二十多天後回來複診，在急診室巧遇，我居然看不出她臉上有任何痕跡，令人歎為觀止，也讓我見識到整形外科的功力。這是我當時對簡院長的第一個印象。

大林落實人文醫療

二〇〇〇年，大林慈院即將啟業，期待能將醫療人文的典範在大林樹立起來。於是委請現在的執行長林俊龍，挑選幾位種子當左右手，他就帶著簡院長等人去到大林開疆闢土。

林執行長一直琢磨著要如何將看不見、摸不著，但可以深刻感受得到的醫療人文展現出來？除了不時與同仁分享慈濟故事以外，歲末或醫師節、護師節等，更是身先士卒，帶領醫護藥技行政同仁到照顧戶家中協助清掃。從為案主沐浴剪髮修指甲，到洗馬桶、廚具、粉刷牆壁等，讓大家在揮汗作務中，漸漸體悟到「施比受更有福」的道理。簡院長也很快地法髓入心，將慈濟醫療人文注入全身細胞，成為具足慈悲喜捨的現代大醫王。

大林慈院四周阡陌縱橫，林執行長他們租下一塊水田——腳才踏上去，膝蓋以下全沒入泥沼中，以體會農夫耕耘之辛勞。他們春耕福田，種稻、割稻、晒稻，每年提供稻穀給師父作為歲末祝福的紅包與大家結緣，我對此很是感恩。

二〇〇九年的莫拉克風災，超大豪雨造成屏東沿海鄉鎮水淹一層樓高。擔心受困大水的災民走不出來，簡院長一馬當先，與各科室主管陪同南下協助救災的大醫王，每人雙肩斜揹著八九個醫療包，內有碘酒，紗布、藥膏、退燒藥等，進到災區，由熱心的司機開著堆土機，他們站在車斗上，一家家詢問有無需要醫療包。這種接力的愛，令人為之動容。水退後，還要幫災民清掃屋子，接著展開義診。

大林慈院是很草根的地方，醫護行政同仁與志工水乳交融；為了感恩志工對醫院那分全心力愛的護持，簡院長別出心裁，鼓勵醫護人員及各科室同仁親自動手在手帕上繡花、繡圖案，做為送給志工的禮物，並響應環保；看到醫師大手拿針、低頭繡花，也是一道特殊的風景。不論繡得精美與否，都繡進了滿滿感恩的心意。

臺中深化醫療人文

二〇一二年，簡院長由大林轉調到臺中慈院。除了日常的院務運作，他更以身作則，帶動同仁深化醫療人文。

簡院長帶著醫療團隊居家往診，發現有位下肢潰爛的脊髓損傷患者，他才三十多歲，卻已臥床十多年了。父母親一天天年老，而他因為臥床缺少運動，身體愈來愈胖，老父已經無力負荷。

醫療團隊將他接到醫院治療潰爛的肢體，還教導他如何復健，協助他將義賣所得的錢購買移位機，減輕老父搬動他的負荷；並教導他運用電腦經營網購，補貼家中開銷。團隊幫助重度癱瘓的病患自立，找回信心，這種愛的陪伴實在很令人感動。

每年大甲媽祖回鑾過境，街上留下滿地的鞭炮屑、煙蒂和垃圾。清晨四、五點，簡院長就會帶著職志合一的同仁去掃街；每彎下腰，就是一句佛號；腰彎得更低，就是在朝山，大家都做得很開心。同時教導民眾垃圾如何分類，與民眾結一分善緣，也是在度人。

簡院長在花蓮慈院十二年，與師父似近實遠；前往大林、臺中慈院以後，雖然距離拉長了，與師父的心反而更為貼近。因緣實在很不可思議。

海外義診淑世救人

海外義診的經驗，讓簡院長胸臆深處中的淑世情懷，終於可以真實地擁抱受苦難的蒼生，輕輕地為其拭去悲淚。

或許，曾經外派沙烏地阿拉伯的經驗，讓簡院長的胸懷容得下五湖四海，聽得見各地苦難民眾哀號呼喚的聲音，每當海外有災難發生，他便自動請纓前往。於是，他的腳步走過二〇〇五年的巴基斯坦強震、二〇〇八年的四川強震、二〇一一年的泰國世紀洪患、二〇一三年遭海燕風災蹂躪的菲律賓義診、二〇一五年的尼泊爾強震、二〇一六年至約旦境內的敍利亞難民義診、二〇一七年的的墨西哥強震，皆前去關懷及付出；並到爆發H1N1疫情的緬甸，分享臺灣防疫的經驗。

走過國際賑災這條漫漫長路，對簡院長來說，每次都是深刻的學習和撼動。記憶最深刻的，應該是巴基斯坦賑災了。地形崎嶇，氣溫落差達二十多度，只能與災民一樣睡帳篷，地上鋪著磚卻凹凸不平；但是，最難克服的是語言不通，義診只能比手畫腳。要往診也是寸步難行，每天走過山崩險路，穿破鞋底現出「開口笑」；簡院長用釘書機釘起來，另一位醫師則用ＯＫ繃黏起來。他們回來銷假時，卻都異口同聲地說這是他們夢寐以求的機會。

還有約旦兩度義診，也讓簡院長揪著心，每每回憶起來，不覺為之淒哽。有位婦人抱著小女孩來到義診站，因為女孩出生時缺乏維化命D，而罹患先天性的「佝僂病」。無奈義診團並未帶來藥物，婦人失望落寞的表情讓他很不捨。先前駐守的NGO組織有提供藥物，但因戰爭曠日費時，都陸續撤走了。後來，幸好約旦志工陳秋華居士想盡辦法在某個難民營找到這位媽媽，並送上藥。推究缺少維他命D的原因，簡院長說：「就因為中東女人將全身裹得緊緊的，常年接觸不到陽光的關係。」

人都回來兩個月了，心還留在大漠，這就是簡院長；一位悲心橫溢，又能即知即行的現代人醫。尤其感恩簡院長在繁忙的院務工作外，答應主持〈大愛醫生館〉節目，如今播出已逾四千集了。他談吐幽默，善於引喻取譬，能將艱澀的醫療知識化為簡單易懂的常識，果然是「腹有詩書氣自華」啊！簡院長一生行醫的軌跡，都在這本《大愛醫生館——簡守信院長的人文醫療探索》，樂意推薦予大眾閱讀。

推薦序

醫者身・人文心

——林俊龍（佛教慈濟醫療財團法人執行長）

慈濟醫療志業第一間綜合醫院於一九八六年八月在花蓮啟業。草創期間，花蓮慈濟醫院因為地處偏鄉，長期處於缺乏醫療專業人才的窘境，幸有臺大醫院支援；直到一九八八年，十幾位才三十歲出頭的臺大主治醫師，從支援轉為正式簽約成為花蓮慈院的主力，為當時的院區、也為現在的慈濟醫療志業注入了一股強大的穩定力量。其中的一位青年才俊，就是簡守信醫師；他到職花蓮後，臺灣東部終於有了唯一的一位專職整形外科醫師。

回顧證嚴上人在花蓮創辦醫院的目的，就是為了在偏遠地區即時搶救生命。而我自一九九六年從美國回到臺灣加入慈濟醫療團隊，西元二千年承擔大林慈濟醫院啟業院長時，即邀請簡守信醫師一起到嘉義打拚並擔任副院長。

醫院啟業後不久，有感於醫學與民眾之間有著巨大的隔閡，大愛電視特別企劃與邀請簡副院長主持〈大愛醫生館〉。這個節目從二〇〇一年七月底開播持續迄今，簡醫師發揮幽默風趣、出口成章的長才，引經據典、說文解圖，將艱澀的醫學知識轉化為淺顯易懂的衛教常識，造福民眾；除多次獲得電視金鐘獎提名肯定外，對全球華人世界的醫療知識普及，更是功不可沒。

我們同在大林慈院時，經常鼓勵同仁要以提供溫馨、親切、高品質的醫療服務為目標；除了規畫出最完善的醫療建築及儀器設備等良好的硬體，在人才培育與院務管理上，則推動證嚴上人「以戒為制度、以愛為管理」的理念，鼓勵同仁們在發揮專業良能之外，也走入社區，跟著慈濟志工到偏鄉義診、往診。

簡守信院長不論是在二〇〇八年接任大林慈院院長時，或是在二〇一二年轉任臺中慈濟醫院院長後，皆延續人文醫風，帶著同仁或親近社區居家往診，或參與國際賑災義診，或邀約同仁下田插秧、體會農民辛苦，或親自採收臺中慈院後山的龍眼、荔枝與法親家人結緣。

細數簡院長參與或帶領過海內外義診不計其數，包括九二一大地震、納莉洪災、莫拉克風災，抑或汶川大地震、尼泊爾大地震、斯里蘭卡海嘯、墨西哥大地震……總是哪裡有需要醫療救助，他就主動申請前往。平日在臺灣，再忙也會參與中區慈濟人醫會的義診與居家往診，還主動家訪犯罪受害人保護協會看顧的受害者家屬，提供關懷與醫療援助等。

其中最令我難忘的是，簡院長照顧過一位來自越南、被火紋身的男孩。官世成在四歲時因家中燭火不慎引爆殺蟲劑藥罐，睡夢中的他，除了眼睛、前胸外，全身遭受二至三度嚴重灼傷；由於家貧又缺乏先進的醫療救治，導致手腳攣縮變形，生活難以自理，必須要靠家人揹抱才能行動。十二歲時，官世成腿部傷口反覆感染惡化，竟面臨截肢的噩夢。透過越南慈濟人的引介與資助，輾轉跨海到大林慈院求診；簡院長與醫療團隊用心治療，志工用愛陪伴照顧離鄉背井的母子，官世成終於能再度站立走路。返回越南後重拾書本的男孩，終於有機會開創嶄新的人生；簡院長也曾因為放心不下術後復原狀況，親自到越南去探視。這般悲憫的醫者身影，令人動容。

一轉眼，簡院長投入慈濟醫療三十多年的時光倏忽而過，那位因著理想而東遷的黑髮青年，從一位「刀鋒常帶感情」的整形外科年輕醫師，俐落轉身成為一位創意與術德兼備的白髮院長。

感恩簡院長為搶救生命、守護健康，身心投入，欣見經典雜誌為其出版新書《大愛醫生館——簡守信院長的人文醫療探索》，樂為之序，並真心推薦給各位讀者。

撰者序

愛，一直都在

——蔡明憲．廖翊君

那一天，臺中，天氣晴。

與簡守信院長首次見面前，採訪團隊已經研讀過許多簡院長的資料，對於院長視病如親的精神欽佩不已；因此，我們可以說根本是以粉絲的心情期待著與院長見面。

院長不疾不徐地走進會議室，看到我們站起來，親切地示意我們不必客氣；同時，由於採訪時間剛過午後，院長也關心我們是否用過午餐，十分體貼。

在溝通訪綱後，也開始進行試訪。

對團隊而言，試訪的目的，通常是了解受訪者的語速及說話時的條理和內容，以確定書籍寫作的步調。令團隊驚喜的是，院長對於我們提出的問題，總是娓娓道來，出口成篇；這下，連試訪都免了，直接進到首訪。我們，當然要把握如此大好時光；跟著院長，搭上一班名為「記憶」的時光列車，回到從前，看看那個還是學生的簡守信……

投入慈濟三十年

一九八二年，簡守信還是臺大醫學院學生，尚未有機會見過證嚴法師本人；只知道有著這麼一個情操高尚的人，發聲呼籲要在花東建立醫院。一九八六年，他已經是臺大住院醫師；當時，花蓮似乎是和他生活不相干的另一個世界。但是，關心天下事的他，確實留意到當年一個版面不算大的新聞；畢竟，新聞的另一方主角正是臺大醫院，那則新聞就是「教育部核准慈濟與臺大醫院簽署建教合作」。

之後，一方面由於身為醫者的自己對醫病關係的感觸，一方面也受到慈濟醫院首任院長、同時也是他臺大的師長杜詩綿醫師的感召，他先是支援花蓮慈濟醫院，到了一九八八年，他正式下定決心，告別大臺北的繁華生活以及臺大醫師光環，帶著家人來到了花蓮偏鄉。

本書以簡守信院長為主人翁，以他的眼睛看世界，觸及他身邊的人事物；也帶領讀者以觀影的視角，跟隨院長出入不同的場景。二〇一八年八月，正逢簡院長投入慈濟志業滿三十年；院長走過的軌跡，正可以形塑一種慈濟時間軸；他去過的地方，也剛好讓鏡頭可以照見海內外慈濟人的善行。

這許多年來，本身就有深厚文學底子，簡院長自己就對醫療生涯做了很多記述，電腦裡收藏著無數珍貴的筆記資料。厚實的醫療專業加上人文素養，無怪乎他能從二〇〇一年起親自製作並主持大愛電視臺節目〈大愛醫生館〉，開播至今已經超過四千集。

都說這個時代，誰掌握媒體，誰就掌握發言權。〈大愛醫生館〉是個長青節目，並有金鐘獎光環加持，理應被當作宣揚慈濟的工具。但實際上，令觀眾們大為訝異的是，這麼多集的內容，完全沒為慈濟宣揚，沒有大秀自己的善行，而是紮紮實實地，每一集都是為民眾疾苦煩憂，孜孜不倦地提供了一集又一集的專業醫療資訊。

國際義診的撼動

一九九七年起，簡院長開始了他幾乎年年海外義診的生涯，腳步走遍每個災區；跟隨著院長的每一個眼光，每一次慈悲與不捨，我們也一起看到了人醫在世界各地的種種付出。然而，同樣地，這樣的事，一直很少被媒體報導。

一九九七、一九九八　菲律賓　義診
一九九九　印尼義診
　同年　九二一賑災
二〇〇一　桃芝風災災區義診
　納莉風災災區義診
二〇〇五　巴基斯坦賑災義診
二〇〇六　印尼日惹地震賑災義診
二〇〇八　四川汶川強震賑災及義診
二〇〇九　緬甸納吉斯風災賑災及義診
　同年八八風災義診

二〇一三　菲律賓海燕風災義診
二〇一五　尼泊爾地震賑災及義診
二〇一六　約旦難民營義診
二〇一七　墨西哥義診

還有更多沒有寫進來的海外醫療馳援，以及在臺灣社區鄰里的奔走與關懷。身為領導上千人團隊的院長，簡守信身負重任，表情總是親和卻又不失威嚴；但是，當他走在斷垣牆壁間看到災民疾苦，也忍不住落下男兒淚；想到天下何其之大，那麼多地方需要救援，也不禁感慨萬千。

然而，至少在臺灣，這裡遍布慈濟愛心網絡，處處有著善的力量，這讓他比較安心。有人說，臺灣最美的風景是人；他希望，只要有人的地方，就是有愛的地方。畢竟，人們本就有一顆愛心，愛不假他求，愛人人都有，不是嗎？

愛，需要被記載

本書將近完稿前，正是二〇一八年的夏末；被形容為另一場「八二三泡戰」的超大豪雨，造成南部地區嚴重災情。早在熱氣流籠罩，雨勢滂沱，被形容為「像天空在倒水般」之前，憑著過往參與救災的豐富經驗，以大林慈濟醫院為主的人醫菩薩們，旋即啟緊急救援體系。清晨時分，志工們自動地群集到慈濟，分裝救難便當、準備香積口糧以及醫藥包；當媒體尚未大幅度報導各地災情前，慈濟人已經來到各個傳出災情的鄉鎮；每個人都抱著能幫助多少人是多少人的心態，沒日沒夜地奉獻。

就以大雨成災次日的八月二十四日為例，光以嘉義低窪地區來說，當天下午三點前，慈濟人分六線救援，已經分送出超過一千九百個便當。當媒體仍在報導各家各戶的淹水慘況、以及抨擊政治人物如何治水不力時，鏡頭外，穿著雨衣走在水深及腰淹水區的慈濟人，持續將焦點放在還有哪戶需要救援。不管是過往還是現在，這些事都很少會被登上媒體版面、或出現在商業電視臺的新聞中；那些鄉親們真摯的道謝之聲，慈濟人默默地感恩，轉過身，繼續往下一戶人家前行。直到災後第十天，大林、臺北、臺中慈濟醫院的院長們，還帶著同仁深入災區鄉間進行醫療關懷。

不只是非常時刻參與救災，或者是平日濟弱扶貧，對慈濟人來說，這些絕不是「新聞」。

如果一件事，一年三百六十五天每天都在做，那怎麼會是新聞呢？

助人這樣的事，大家都已習慣成自然；慈濟人深入社區，每一天都關心著鄰里間需要關懷的鄉親，視鄉親如家人；哪裡有慈濟的駐點，哪裡就有寫不盡的溫暖故事。這樣的故事，不只在臺灣被傳誦，也以臺灣為起點，將關懷的網絡遍灑世界各地。

善行不需要刻意入鏡；但是，那些看似平凡實則偉大的胸懷，需要被記載。

故事仍繼續著，很多不為人知、但默默在進行中的善行，仍在這裡、那裡發生著。

簡院長是位醫師，他在醫療領域奉獻他的愛心，把病人當家人，也教導學生落實大愛。

即使感恩他的病人無數，病患乃至於採訪團隊無不認定他是位「仁醫」；然而，謙虛如他，仍然不敢說自己是「仁醫」，而只是個「人醫」。

你我，分處不同的行業，也在不同的地方散發著光和熱。

閱讀著這本書的你，不一定是慈濟人，但一定是有顆愛心的人。
這本書，講的雖然是行醫的故事，中心思想卻適用於天地人之間。
那就是愛。
是的，愛，一直都在。

主述自序

飲一杯慈濟的水，覺醫療之廣闊

——簡守信

來自臺東的三十四歲病人，帶著一臉質樸笑意走進診間，對我述說他的來意。

眼前的他，面容雖然有些陌生，名字卻十分熟悉；經他一說，我們果然都沒有忘記對方，他是我的「老病人」。當年我們初識於花蓮，共同走過一段深刻的歷程；而今再會於臺中，歷歷往事也隨之重返心頭。

時間倒轉二十六年，當年他八歲，我在花蓮慈濟醫院服務已屆四年。男孩罹患神經纖維瘤，在接受切除手術時，支配上肢運動與感覺至為重要的臂神經叢受到破壞，導致上肢動彈不得，輾轉來尋求我的治療。

手術難度相當高；不但因為臂神經叢具有複雜的分支結構，被截斷的神經更如遙不可及的兩岸，無法直接接合修復，必須進行移植。於是，我從腿部取出一段不影響活動的健康神經，在手術顯微鏡的輔助下，完成移植手術。

術後，看到他上肢恢復功能時，我比他更為欣喜。這項至今仍屬困難的手術，在當年的花東地區更是無解的難題；如果我們沒有來到花蓮，難以想像男孩未來的人生路，還需經歷多少顛簸與困境？

如今，他上肢活動情況依然良好；這固然是對醫師技術的直接肯定，但另一件事更令人感動。

「那時你才八歲，已經過了二十六年，怎麼對我還有印象？」我感到有些好奇，他的回答卻十分肯定。當時照顧他的時間很長，彼此有著很好的互動，他對於在慈濟醫院所受到的關懷與陪伴，記憶鮮明。

因為關懷，所以信任，這也是他此行專程前來的理由。這回，新長出來的腫瘤逐漸壓迫頸椎神經，醫師建議要開刀；躊躇不安的他，決定翻過半個臺灣來找當年的主治醫師，尋求第二意見。經過神經外科會診評估，他選擇在臺中慈院接受治療，術後至今恢復得很好。

一分醫病情，在病人心中種下一顆信任的種子，成為他數十年後的希望寄託，也持續溫暖了我。有機會看著一個病童蛻變成強壯的男人，我們至今還能繼續守護他往後的人生，著實令人珍惜與感恩。

在臺中，不只能遇見在花蓮時期的病人，也有熟識的患者從大林追了過來；只不過，這次看診的對象不是病人本身，而是他的寶貝孩子。

小朋友的肚子上長了一個腫塊，評估後覺得情況並不單純，於是安排手術切除；術後化驗證實，他罹患的是惡性肉瘤，好在當時切得很乾淨。追蹤六年至今，看著他從活潑天真的小學生，長成又高又壯的健康高中生，就如看著自己的兒孫長大般喜悅。

一九八八年，離開臺北選擇慈濟，經歷了花蓮、大林、臺中慈濟醫院。三十年來，變的是醫療服務的場域，不變的是我守護病人的單純心；變的是病人的樣貌，不變的是他們心中對慈濟醫療的信任。

醫師的技術，病人看不到，但可以感受得到。慈濟醫療三十年，不但能發揮專業讓病人的健康得到確保，人與人之間更因有著真誠自然的關懷，讓醫療不再冰冷；刀鋒常帶感情，在彼此生命中交會出溫暖的餘暉。

回望三十年來時路，想起的不只是在臺中、大林、花蓮的醫療足跡，更想起在約旦沙漠中赤腳奔跑的難民小朋友；在印尼義診現場，抱起剛完成唇顎裂手術的孩童重量；想起巴基斯坦強震後，那母親抱著幼兒望穿滾滾河流，不知未來在何方的孤獨背影；想起尼泊爾地震後，那些躺在病榻上等待希望的無助眼神……

深深烙印在心頭的，不只有破壞與悲傷，還有巴基斯坦的堅強、墨西哥的熱情、尼泊爾的知足，和菲律賓的純樸，更見證了愛的療癒力——即使重創如斯，也能因為點點滴滴的愛心匯聚，而重新站起。

當手術刀的治癒力與愛的療癒力相會，醫療不再只是微觀疾病，而能鳥瞰人間苦樂憂欣；不再只是診斷、治療、預防的二維象限，而能穿越時空，深入苦境，廣被大地。

飲一杯慈濟的水，覺醫療之廣闊。因為慈濟，醫療的可能性得到不斷地延展；這是三十年來，我比許多人幸運的地方。

大愛醫生館

——簡守信院長的人文醫療探索

推薦序　悲心橫溢的現代人醫　釋證嚴　032

推薦序　醫者身．人文心　林俊龍　038

撰者序　愛，一直都在　蔡明憲．廖翊君　042

主述自序　飲一杯慈濟的水，覺醫療之廣闊　簡守信　050

壹　醫者的變與不變　062

第一章　換個角度，體會病人無助　066

醫者應該學著換位思考　066

重拾醫者父母心　070

第二章　差個幾公分，不一樣的人生　078

鬼門關前搶救傷者 078
一念之仁，保住一個義肢 081

第三章 感恩！我還能走（上） 087
慘不忍睹的重大傷患 088
緊急醫療現場 089
挽救雙腿，必須跟時間賽跑 091

第四章 感恩！我還能走（下） 096
把換藥車抬起來 097
登高看見櫻花林 099

貳 從醫院診間走向真實人間 106

第五章 害怕西醫的鄉親 110
錯失就醫良機的壯年病人 110
所有的病人，都是我的孩子 113

第六章　底層生活的況味 119
都市繁華背後的另一面 119
從往診學習醫者的另一課 124
那濃濃的尿騷味 128
第七章　帶著他走進陽光裡 134
三十年後的陶笛悠揚 134
五十年後走出戶外 139
提升社會善的力量是終身志業 143
參　從貼近關懷到長遠福祉 150
第八章　災難過後 154
緊急應變，各地馳援 155
緊急醫療包 158
乘著推土機送救援 161
感恩那熱騰騰的溫暖 163

第九章　大愛醫生館　169
製作一個優質的醫療節目　169
如何誕生一個節目　173
創造令人獲益良多的十分鐘　177
精彩內容來自平日用心體會　181

肆　從臺灣走向世界

從臺灣走向世界　188
第十章　愛心無國界　192
沙漠旁的省思　192
向海外伸出援手　197
第十一章　穿越萬重山　203
無語問蒼天　204
克難但有效的診療　206
山上抬下來的病患　209

第十二章　月落烏啼在異鄉　214
幾個紙箱，已然足矣　214
一堂人生功課　216
塵滿面，鬢如霜　219

伍　醫者的初心

醫者的初心　226
第十三章　莫忘初衷　230
人生啟蒙的年代　230
學習路上的指引　235
見證醫者風範　238
第十四章　醫者的養成　244
從「醫術」到「醫道」　245
從課本教育到生活教育　249
感念母親的教導　252

第十五章　學術殿堂外的生命課程　259
解剖課：第一堂生命感知的課程　259
刀鋒要常帶感情　264
術德兼修的實習時光　268

陸　從實習醫師到住院醫師　274

第十六章　執刀的手，溫柔的心　278
戰戰兢兢的第一次　278
臨床培養經驗　282
換個方式跟患者病人說話　284

第十七章　在醫病之前　290
選擇整形外科　290
看見慘痛傷口的背後　293
臨行密密縫　297

第十八章　從都會到偏鄉 304
一個不後悔的決定 305
花蓮的第一個開腦案例 308
偏鄉的醫療問題 312
柒　創意始終來自於關懷 318
第十九章　莫等閒，白了少年頭 322
從花蓮一路走來的青年 322
回首前塵，滿江紅 326
清風徐來，水波不興 331
第二十章　關於溝通以及說故事 339
用影片及圖片說故事 339
用電影說醫療人生 341

第二十一章　如何帶領同仁 346
如果沒來到慈濟這個家庭 346
簡院長的「感動」管理 348
第二十二章　與大地同脈動 355
用手語展現我們的感恩 356
讓我們一起種田去 358
節能減碳落實做 361
第二十三章　典範身影，常在我心 367
用生命見證情與義 367
受苦人間，就是他的診間 371
堅強的意志，細膩的心 374
據於德，依於仁 376
永遠看到光明和希望 380

壹

醫者的變與不變

時代的變遷，改變了一個城市的街道樣貌；文明的演進，也改變了常民的生活樣態。

身為一個醫者，他不需要步行深入都會或城鎮內裡，也不須爬梳在地的史研文獻，就已然可以建構一部城鎮變遷史；因為，醫院本身往往就是生活的縮影，不同的年代寫就的醫療風格也定然不同。

簡守信院長的醫者生涯，從一九八〇年代逐漸邁向二〇二〇，地點也從臺北都會、花蓮後山、嘉義偏鄉來到臺中市郊；一路走來，他見證了不同的時代裡，不同城鎮的醫療風貌。

八〇、九〇年代，不論是臺灣東部或南部，經常送急診的傷患多是工傷意外，被機器截肢或者各類型的工廠燒燙傷，時代的背景是臺灣農業轉型工業、全民拚經濟的年代。到了二十一世紀，這類型的傷患大減，取而代之的是層出不窮的車禍重傷，背景換成車水馬龍的繁華，以及背後汲汲營營的商業文明。

而翻閱一年年的病人住院病史，更像是醫療版的一葉知秋，可以窺見當時當地的環境狀態以及人民的生活方式。早年西南沿海常見的烏腳病患，揭露出彰濱地區頗為不堪的公衛環境；這世紀以來，病床上躺滿的則多是慢性重症——現代化文明的哀傷副產品，就是越來越多的癌症及心血管病患。

時代持續變遷，年復一年，醫院也持續用醫療側寫人類生活。但是，無論怎樣的變化、變革、變遷，也總有不變的事物，以及不變的真理。

一個人的苦痛，帶來一整個家庭的苦痛；這樣的道理，不變。

一種生活習慣誤差，導致一種文明疾病的誕生；這樣的道理，不變。

而對簡守信院長來說，最最重要的不變，就是身為一個醫者須將心比心，視病患如家人，甚至視他們如己身；簡言之，醫者之心，仁者之心，不變……

第一章　換個角度，體會病人無助

醫者，當病人無助時最依賴的對象。

有時候，在病人眼中，醫師就是他當下的「全世界」。

反過來說，在醫師眼中，每一個病人是否就只是他眾多的病例之一、只是他當日行程表上的「待辦事項」呢？

也許，每個醫者，在成為「名醫」前，應該先試著讓自己成為「民醫」及「明醫」；那麼，每一位病人就能得到更好的照顧。

醫者應該學著換位思考

回憶起三十年前的花蓮，以城市的外觀來說，比起臺北高雄等大都會，相對來說變化差距是比較小的；至少，現今花東地區的常民生活，仍比起西臺灣的步調要悠閒許多。

然而，不論在過去或現在，年輕人奔放不羈的特性都是一樣的。在那個年代，就已有飆車青年，以及因搶快而頻繁發生的車禍意外；而且，這樣的案例經常發生在傳統定義的上班時間之外；換句話說，假日以及晚上送急診的反而比較多。

那時候，慈濟醫院的編制還不夠大，駐院醫師也不多，即使身為整形外科醫師，整個外科系的病人都要照料。簡守信當時還是個年輕主治醫師，也時常深夜被叫醒，要進行緊急手術，面對的是傷勢嚴重、攸關性命的狀況。

不過，遇到的更多狀況，是各類型的擦傷、撞傷、挫傷；對傷者來說，不只是皮肉的痛楚，還包括外觀的美醜；如果是發生在臉部，更可能還牽繫著一生的幸福。

然而，對醫護人員來說，他們不一定會想到那麼多。受傷流血了，就要先止血；嚴重損裂，就要縫合。醫者，是傷者生命所依託者，以保住傷者生命為第一要件，這樣難道有錯嗎？就連學校的教科書，也都是教導未來的醫者們，懂得人類的內臟、骨骼、肌理，見傷療傷、有病治病，至少不造成更多傷害，這難道不是不變的原則嗎？

但是，簡守信年輕時就很服膺一句俗語：「醫者父母心」；如果沒有做到「父母心」，那樣的醫者還是少了一點什麼。

如何傳達這樣的理念給未來的醫者們呢？簡守信經常的作法，就是帶領實習醫師在第一線面對傷者，並且用問題來導引思維。

由於慈濟與臺大建教合作，醫院來了一些實習醫師。此刻，簡守信正對著幾位臺大實習醫師做臨床教育。

「各位同學，你們覺得該怎樣處理這樣的傷口呢？」

傷者是一位工廠女作業員，上班途中騎機車摔車；沒有生命危險，但在車子「犁田」（臺灣民間對車子貼地打滑摩擦的俗稱）的過程，手腳都有嚴重擦傷；送來醫院時，雙手雙腿除了好幾處血跡斑斑，更被泥土弄得一片髒汙。

「有了傷口，最忌諱感染；所以，我們要立刻把傷口清洗乾淨。」一個學生代表大家發言。

「很好！那麼，請問你們，要如何執行這個『清洗』動作？」

「清洗嗎？學校有教，就是用刀片，或者手術刷手用的軟毛刷（刷手刷），把傷口周邊的泥塵處理掉，再用優碘消毒。」

「這是大家知道的標準做法，但有沒有更好的方式呢？」簡守信看著眼前學生，接著問：「想像你就是這個傷者，如果有人用刀在你受傷的部位摩擦，難道不會很痛嗎？」

這個學生還在猶豫時，另一個學生發言了：「沒辦法，為了治療傷口甚至為了保住性命、不要感染致病菌，痛苦是不得不承受的過程。」

真的沒辦法嗎？還是不願意去想辦法？或是因了解得不夠透徹，而沒有想到辦法？

簡守信引導著學生去「換位思考」：如果今天自己是傷者，他會想到什麼？

經由這樣的思考過程，學生不再高高在上地把自己當醫者，而是當成躺在床上無助的傷者；這時候，就會發現明顯的不同——

醫者的思維：怎樣把傷治好，以及怎樣防止病菌感染？

傷者的思維：我好害怕，我不知道之後會怎樣？

是的，醫者的自信來自知識的高度，以及掌控療程的優勢；但是，或許會忘了傷者的感受，她不一定懂得這些醫療知識，也不知道下一步會發生什麼事，所以一定會很害怕。她怕什麼？怕死、怕痛，以及怕未來；為什麼怕未來？她可能怕的是，身上若留下疤痕，那不止遺憾終身，還會遺憾失去「終身大事」。

當想像自己是傷者，換個腦袋思考，就會發現，醫者以為理所當然的作法，其實都還有很大的改善空間。

重拾醫者父母心

醫學院學生，是經過重重考試關卡，才能達到的甚高殿堂，大家都是菁英中的菁英；然而，莫忘了，身為菁英，不能以傲慢之心睥睨人群，而是要以比眾人更高的視野服務眾人。

不僅如此；要做到眼界夠高、心境夠寬，但同時姿態要夠低。

現在，當我們把視角由高高在上的「傷患掌控者」，拾起「父母心」後，則變為「傷患守護者」。簡守信重新再問學生們，到底該如何處理這樣的傷口呢？

換位思考後，想到三件事：

傷者怕死，所以你要適時地安慰她，讓她感到安心；

傷者怕痛，所以你要設法讓醫療過程不要那麼疼痛；

傷者怕未來，所以醫者要展現膽大心細的專業態度，認真處理傷口，盡量不要留下疤痕。

怎麼做呢？簡守信示範——

這位受傷女工只有手腳擦傷，無性命之虞，但她還是會痛；因此，處理傷口前要先局部麻醉。

「怎麼麻醉呢？」簡守信再問學生。

「傷口是這一片，所以就沿著受傷範圍在周邊皮膚打針。」學生回答。

「這樣不好。」醫師說明，「病人的擦傷部位已經是整片痛點，如果還把針刺入沒受傷的皮膚，豈不是痛上加痛？」

打針打在皮膚上，是醫學生都懂的局部麻醉方式；但簡守信認為，傷者皮膚已然損裂，將麻醉針直接打在傷口裡，反而可以減少對傷者的刺激。「大家都上過解剖學，知道皮膚的表面是末梢神經，從皮膚下針病人會很痛；既然已有傷口了，直接在傷口打針，傷者反而比較不痛。」

「但深入傷口不會感染嗎？」學生問著。

這又是另一個迷思。所謂的感染有黃金時間；一般而言，在受傷後八小時內，感染對傷者來說不是大問題，傷口疼痛才是大問題。

這時候若要消毒，也不是把優碘倒下去；這麼做除了讓傷者感到劇痛外，並不能加強治療效果。

「正確的作法，」簡守信示範著，「首先，我們不需要用優碘；以這位傷者來說，只需要用生理食鹽水在局部清洗就好。」

「至於如何清掉泥沙，自然不是拿刀，也不需要用到刷手刷，而是用一個小小的工具就好。」

在眾學生目瞪口呆中，簡守信拿出一支牙刷——當然，已經事先消毒過，在傷口輕輕刷洗。是的，不需要用高價的醫療器材，十元的牙刷

不但便宜簡單而且精巧好用，就是清理傷者髒汙的最佳工具。

這位被送進醫院時有點慘不忍睹、甚至可以說面目全非的女傷者，在簡守信的細心處理下，傷口經過適當的清潔、消毒及局部縫合，短短一兩週後，她再回醫院複診時，已經幾乎看不到皮膚上有什麼痕跡了。

跟她一樣的情況，卻有人因為傷口初期治療沒好好處理，而留下永久的疤痕。曾經，簡守信也碰到過這類的案例：一位女性傷者，車禍後在其他醫院急救，臉上留下不忍卒睹的縫合線，於是又來到慈濟醫院求助。面對這樣的情況，因為傷口癒合黃金時間尚未過去，簡守信明快決定，把原本的線拆掉，重新好好處理；經過一段時間後，這位女傷者的臉上幾乎看不出明顯疤痕。

所謂「醫者父母心」，就是要想到：如果換成自己的女兒，我們希望她傷一時也傷一世嗎？我們當然不會這樣！關鍵之處，便在於第一時間就把事情做好、做對。

多謹慎一下子，傷者會感恩你一輩子。

簡院長的感觸

《大學》有言：「物有本末，事有終始；知所先後，則近道矣。」

醫學浩瀚深廣；然而，再深的學問，也都要遵循著基本的道理。

不論怎樣的傷者，外在的傷重程度當然要緊；更重要的是，不要忘記傷者本身是個「人」；只看到傷處，那就是把人當成硬梆梆的「案例」。面對傷病，醫師能夠大刀闊斧救人、手術功力技藝超群，那當然很好；但是，每個動作仍要從落實基礎做起。常提醒學生們，仰望廣闊的世界前，不要忘了，你得先踏穩眼下的這一步。身為醫者，莫忘「魔鬼就在細節」裡；細節都能顧到了，再來觀照大局，更無後顧之憂。

欲速則不達；有時候，按部就班反而能更快到達。

說起按部就班，並非代表著一切就照書本走。以前面所提的例子來說，真正面對傷者時，反而要試著跳脫課本的教條，用更貼近傷者的立場來處理。為何說要「按部就班」呢？時常有新進醫師會羨慕資深醫師開刀速度快，動作如行雲流水般；如果可以用慢動作來看，每個動作其實都有一定的章法，只因每一步都已非常熟練，做到步步確實，久了之後自然能一氣呵成、游刃有餘。如果一開始就想抄捷徑，沒有在第一時間把事情做對、做好，之後可能得花更多時間彌補前面的錯。

傷口的消毒，治傷不一定要用重「碘」。

醫院就像是大環境的縮影，當我們把治療傷口的道理用在社會上，也是可以一體適用的。

很多時候，人們聽到「細菌」二字便如臨大敵，想方設法要消滅它們。不過，其實人類本來就是活在細菌中；甚至可以說，若少了細菌，人類就無法存活。例如，腸道內細菌重達一公斤，其中好菌占大部分，對於人體健康頗為重要。

一般人遇到傷口，就急著用「重碘」來消毒、用強效抗生素殺菌；但臨床證據顯示，抗生素「通殺」細菌的同時，許多參與組織癒合的好細胞也會被殲滅。那就好比，社會上一有爭議事件或治安問題，人們就急著想用「重典」，靠嚴刑峻法、口誅筆伐來阻絕壞人惹是生非；然而，卻也可能錯失了提升正向影響力的機會。當社會上更多善的力量被看到，自然能鼓舞更多善的力量；善的力量充足，惡的存在空間就會變小，甚至根本就不會產生壞人。

醫理如此，人與人相處亦復如此。

第二章 差個幾公分，不一樣的人生

提起整形外科，多數人會想到什麼？

在腦中浮現的印象，首先可能就是如今紅透全亞洲的「醫美」；甚至還有所謂醫美整形之旅，整形醫美在許多地方蔚為風尚。

然而，醫美這名詞會火紅，不過是近十年來的事。時序回推到七、八〇年代，當時哪有這種「潮流」？那個時代真正需要「整形」的，反而是另一個截然不同的族群：社會底層的勞工朋友。

不是愛美時尚，而是為了生計、不得不接受的命運悲歌。

鬼門關前搶救傷者

那是個狀況連連、偏偏醫療資源又極少的年代。草創初期的花蓮慈濟醫院，每聞夜半救護車鳴笛，伴隨著家屬及傷者的哀號，全體人員，不分科別，全部嚴陣以待；人命關天的剎那，就算是十幾歲的實習護士，也能分擔扮演著閻羅王面前搶人的關鍵力量。

當年才三十幾歲的簡守信，是東部唯一的整形外科主治醫師，也經常在鬼門關前引領著重傷患者重拾生命力。

某天，救護車緊急送來一位工安意外的傷患——

「當時送來的時候，我看到的就是黑黑的木炭；若不是連結著的軀體仍不斷痛苦扭動，還真分辨不出那原本是一雙強健的手。」提起當年的急救現場，雖然已經過了那麼多年，如今已擔任院長的簡守信，仍不免眼神哀戚。

「在那年代，工安意外頻傳，燒燙傷事件也不少見；即便如此，這個案例真的太慘了，能夠保命還真算萬幸。」

傷者是一位年輕的廣告臨時工，實際年齡還不到二十歲；或許是因生活的艱辛，讓他的面容比正常青年蒼老不少。但是，碰到意外時，內心脆弱無助的一面立即展現，他幾乎嚇死了。幾小時前，他拿著長竿子，正在黏貼一個高牆上的廣告；不知怎麼回事，突然一陣強烈電擊，他感受到全身快崩解般的痛苦、令他幾乎離了魂。昏睡後醒來，已經在送醫的過程，兩隻手都已經燒成黑炭……

這是個緊急的案例，不需要什麼複雜的會診，很明確地，當下要務就是要幫傷者截肢。

怎麼截？當然是傷到哪裡，截到哪裡；以本案例來說，也就是兩隻手臂必須「齊肩而斷」。

這樣的畫面光想像就很令人不忍；實際上，當時的情況卻還要更糟——甚至「齊肩」也不夠了，截肢位置還必須更高。這件事幾乎無須商議，人命關天，不及時處置，未來勢必發生感染，危及性命。

然而，決定一個醫者高度的，往往就是在這樣的時候。在危急時刻，且當年醫護人員有限的情況下，所有壓力都加在簡守信一個人的身上時，他如何在那樣的高壓氣氛下，依然保持腦中的清醒。

截肢，這件事無可商議；截肢位置，卻仍有商榷餘地。

簡守信當下的決定，將會影響傷者的整個後半生。

一念之仁，保住一個義肢

一個醫者，面對嚴重傷勢時腦中會生起什麼思維？

最基本的思維，當然是腦海中立刻浮現出教科書裡複雜的肌肉、神經、血管組織圖，瞬間構畫出如何下刀、如何避開血管的專業畫面。而且，隨著手術經驗越加豐富，每見到一個傷口，醫者的雙眼都能像透視鏡般，照見肌理後的複雜人體組織。

然而，這只是基本思維，是三次元的思維；有遠見的醫者，還必須讓眼界更高、更遠；簡守信在那個非常的時刻，看到的是十年後的場景。三次元加上時間，那已是四次元的思維方式。

他當下決定，說什麼也要保住傷者的肩膀。

「做這個決定代表著，原本兩、三小時內可以完成的手術，我必須耗掉更多時間，術後照護也更複雜。但我清楚知道，現在我多花幾個小時，卻可能換得這年輕人截然不同的一生。」

原來，肩膀的保留程度，牽涉到未來安裝義肢的可能性。傷者當時左手臂已經確定要整個截掉，連肩膀都不能保住；不過，右手臂的傷勢算是「臨界」肩膀。以手術方便性來說，整個切除最快；若要保住肩膀，就必須用比較複雜的方式，取下背部的皮瓣組織，移植在損傷嚴重的肩膀上。

在行醫生涯中，簡守信已經太多次放棄最簡單的「一刀兩斷」方式，而選取吃力不討好且工程浩大的手術；只因為，在他心中，看到的永遠不只是傷病者此時此刻的傷勢，而是看到傷者未來如何建立他的人生。

就這樣，以目光來判別，人人都可以看出截肢位置只差那幾公分；但這幾公分，卻包含了人體重大系統的轉折匯聚點，那是人體主幹和右臂的銜接處；以道路交通來比喻，就好比高速公路的閘道口，是許多神經、血管、淋巴會合的地方。若處理時稍一不慎，便會傷到連結主動脈的血管，照護過程還需時時刻刻留心著感染問題。

簡守信那時還不清楚這年輕人的背景，只是專心開刀；後來他知道了，非常慶幸自己當時做了那樣的決定。原來，這年輕人出身單親家庭，和母親相依為命。由於簡守信的一念之仁保住肩膀，他日後若要裝置義肢，便得以有個連動支撐點；相對於原本可能只能是空蕩蕩的袖子，義肢讓人生有了更多的尊嚴與可能。

故事還沒結束。開完刀，挽救了肩膀，在一般醫院裡，這樣已是大功告成；但是，在慈濟醫院，開完刀卻代表另一個開始。

住院期間，醫院特地請來知名的勵志鬥士——口足畫家謝坤山，經常到醫院陪伴傷者；同因遭遇電燒傷而傷殘的謝坤山，以自己的事例鼓舞年輕人。更有慈濟的師兄姊們，不但住院期間日日關懷問候，而且長期訪視；即使二十多年後，年輕人已經成為中年人，慈濟的追蹤關懷都沒有間斷。

人間有愛，這不是口號，而是實實在在發生於生活的每一刻裡。

人間有愛，就在簡守信拿起手術刀、心中生起悲憫心的那一刻。

人間有愛，傷者不只是個病例，而是一個有血有肉、需要長期關懷的人。

二十年歲月，寫就感動的生命之歌。

拿刀的手，真正變成濟世的手。

後來，年輕人走出生命的低谷，也成為一位能夠鼓勵他人的勇者。幾年後，在重傷患者秀政小姐住院期間，他也親自來探訪，帶給傷者心靈的慰助。

秀政小姐是誰？這又是另一個故事了。

簡院長的感觸

人們必須努力，但你要先給他希望，給他支撐點。

存在著希望，未來發展就不一樣。比方說，在一棟失火的大樓，黯淡無光、濃煙瀰漫，放眼四處皆茫茫一片，空氣越來越稀薄，再怎麼努力也沒用；那種無助感，會先火勢一步地消滅一個人的求生意志。然而，突然看到遠處一線光明，霎時內心便會鼓起生存意志；就算一路跌跌撞撞、溫度火熱，但希望就是最強大的力量，會讓一個人奮力逃出火場。

在為重傷者手術時，我總是想到要為他們留住「希望」。如果我只需要多花幾小時工夫，就能換得傷者擁有「希望」，再苦也總是值得。

不但要鼓舞一個人，而且要真誠地鼓舞。

臺灣是個禮貌的國家，人人溫良恭儉讓，講話有禮；在醫院裡對病人說出鼓舞的話語，更是身為家屬及親友的基本禮儀。然而，在非常時期，病人絕對分得出，你只是在講客套話，還是真正有心幫他？客套話人人會講，但能站在病人角度想事情的有幾個？

為何我們要請來謝坤山安慰這位傷者？因為，他的出現比任何一個四肢正常的人都具有說服力。謝坤山四肢裡有三肢重度傷殘，甚至他的右眼也失明；但他仍奮鬥不懈，成為臺灣知名的口足畫家，為自己打造出有尊嚴的人生。以他現身說法，絕對能帶給傷者莫大的鼓舞。

當然，還要感恩慈濟人的長期關懷，以及社會上無數愛心人士的勉勵。

那位年輕人，後來上臺北裝了義肢，仍能在社會上找到立足的工作，並且經常應邀去校園演講分享；他甚至還去參加游泳比賽，成績優異。

想像他被水波輕托著身體，義無反顧地往前游著；那支撐著他的水，就如同社會上無遠弗屆的愛與關懷，引領他游到安穩的前方。

第三章　感恩！我還能走（上）

身為醫者，最能見證生命的無常。

許多時候，人們習慣將很多事情視為理所當然。

年輕人往往會覺得，父母每天都在身邊嘮叨，連出門裙子穿短一點也要管，真是煩！

只有當「那一天」來臨時，你才會發現，父母陪伴在身邊的時日已無多，再多的眼淚也無法喚回他們健健康康地對著你嘮叨。

年輕人生機無限、四肢勇壯，總是橫衝直撞、夜夜笙歌，覺得這副好身體就是用不完的本錢，青春就該盡情地揮灑。

直到有一天發生意外，連命都算撿回來的，才會感受到，「活著」這件事本身就是那麼地美好。

證嚴上人時常提醒，我們永遠不會知道，無常跟明天，哪一個會先到。

「珍惜每一個當下」，是永不退流行的箴言。

慘不忍睹的重大傷患

十七歲的青春年華，未來似乎有著長長的璀璨與歡樂等待著；愛情、旅行以及繁華大千世界，全都會被寫進成長的日記本裡，一切都那麼令人期待。如果沒有一輛砂石車衝出來，毀掉這一切的話……

這是花蓮慈濟醫院另一個忙碌的日子，喔伊喔伊的鳴笛，再次宣告全員進入緊急狀態。這回的狀況，是一起重大的交通意外事故：一對年輕姊妹騎機車被砂石車撞倒，妹妹的腹部被車輪輾過，肚破腸流。

一九九六年元月，渾身是血的十七少女被送進急診室。當時那位少女可說已經一腳踏進棺材裡；要不是她還年輕、生命力旺盛，要不是車禍地點距離花蓮慈濟醫院只有兩公里，要不是她碰到了這群熱血濟世、堅持不放棄希望的醫師，她或許已經香消玉殞在醫療資源稀少的花蓮道路邊。

無論如何，在這生死一瞬間，簡守信再次出馬救人一命。當年的慈濟醫院，醫師也還不多，當少女被送來時，他才剛結束另一床的手術任務；一聽到外頭的騷動，就三步併作兩步地快跑到隔壁手術房，在他眼前的是一具幾乎被血泊淹沒的身體。

沒有什麼多餘的討論，所有人以病人為核心，包圍成一個圓圈。除了整形外科的簡守信，骨科于載九及陳英和、一般外科黃士銘、心臟血管外科趙盛豐等醫師們也聚在一起，急需大量血液的廣播聲，數度在醫院裡響起。

天可憐見，少女早已休克昏迷，否則這世上沒人可以忍受自己身體變成這樣——腹腔整個被輾過，腸子外流，原本的骨盆腔變成一團碎骨與爛肉。再堅強的人，看到這個畫面，也不忍再多看一眼。

醫師們沒有時間去感到任何惶恐；再怎樣不忍卒睹，都必須堅強地站在搶救人命的第一線。

與死神拔河的倒數，正式啟動！

緊急醫療現場

技術很重要，但在面對非常時刻，冷靜的心更是重要。

面前一副簡直支離破碎的身體，看似千頭萬緒；但無論如何，維持呼吸與心跳，是搶救生命的第一要務。

由於情況緊急，少女入院後，還來不及進行電腦斷層掃瞄，就緊急送入開刀房；除了一張X光片外，醫師們只能憑藉自己膽大心細的臨床判斷。雖然緊急大量輸血，女孩的血壓仍不斷往下掉。

一位醫師用聽診器一聽，發現胸腔兩邊聲音不一樣，懷疑是氣胸。簡守信快速模擬車禍的畫面，想像砂石車的車輪輾過的位置，及其帶來的影響；顯然，不只是腹腔被壓爛，連胸腔也受創。

「立即插入胸管！」大家邊說邊行動，沒有時間猶豫。由於肺臟破裂，全身麻醉後打入呼吸道的空氣洩漏到肋膜腔，反而壓迫肺動脈與心臟；如果已經大量失血，又持續缺氧，那就算傷者存活，日後也會留下許多後遺症。

眾人一邊忙碌，一邊留意著生理監視器的變化；雖然血壓數值仍低，但血氧終於穩住了。

雖然解除了一項危機，全體仍無法鬆一口氣，依然神色緊繃，繼續做種種處置。此時，整形外科的任務，是必須趕快處理嚴重髒汙且大面積被扯壞、裸露的傷口，這是個大工程；實際上，這位少女在往後的兩年間，還經歷了十七次大手術，經過漫長的復健，才終於可以下床行走。

然而，所有存活的關鍵，在第一次手術時就已經底定。

在這群熱心的醫師刀下，他們不僅治療原本慘不忍睹的重傷，簡守信還為少女的右腿下了賭注，要盡全力補救這少女未來的人生。

即便在目前，那都是個很艱難的手術，何況是在三十年前的偏鄉花蓮？但是，如果醫師不願做這樣的辛苦承擔，少女的未來該會有多辛苦呢？

挽救雙腿，跟時間賽跑

如同那位雙臂被電得焦黑的年輕人，簡守信開刀前，會想著：這一刀下去，什麼事會變得無可挽回？

年輕人的截肢位置，再差個幾公分，就一輩子連義肢也無法使用；同樣地，這位少女，若不是因為醫療團隊的仁心仁術，右腿肯定必須截肢。因為，她當時的腹腔及骨盆腔被重重輾過，鼠蹊部也被壓爛，帶動下肢循環最重要的大動脈嚴重損傷；若是腿部持續缺血，未來恐將發黑、感染，而失去一條腿。

簡守信和幾位醫師分工合作、分秒必爭，第一時間把重傷部位的血管覆蓋起來，降低發炎壞死的機會。用什麼蓋？此時還要做皮瓣移植，把部分腿部肌肉移到患部；這些肌肉的移植，不致影響日後走路功能，卻可以先解決患部的即刻危機。這種方法，簡守信稱之為「挖東牆，補西牆」。

同一時間裡，于載九與陳英和兩位骨科醫師努力地把碎裂的骨盆都移回原形，打鋼釘、進行骨外固定，一方面穩定骨架，更重要的是幫助止血。

直到此刻，少女仍站在鬼門關前，危機還未解除。由於受傷的範圍太大、太深，血液循環不好，勢必續發感染問題。

少女醒了，她寧死也不肯截肢。為了保住下肢血流，簡守信做了許多努力。

「必須再想辦法從別的地方銜接人工血管，穩定下肢循環。」簡守信和趙盛豐等人討論著。

「但從哪裡接呢？」看著眼前已經體無完膚的腹部和骨盆腔，眾人陷入躊躇思考。

「這裡，我建議從這裡下手，引黃河之水天上來。」眾人隨著他的手指處看去，他指的地方竟然是少女的腋下。

非常時刻就需有非常作法；只要能救命，再困難的方法都必須嘗試。不，不該說是嘗試，而是只許成功、不許失敗！

這是個困難的決定，日後的照護複雜度與風險也很高；但簡守信明白，對少女來說，若要被截肢，還不如一開始就不要被救活。年輕人未來還有很長的路要走，簡守信要讓這少女繼續走。

簡院長的感觸

不要墨守成規；非常時刻，要用非常方法。

身為整形外科醫師，經常會碰到各種身體受傷的狀況，每次的狀況不同，都要試著去找出最好的解決方案。常見四肢的重大損傷，包括斷骨、皮裂、甚至整個組織崩壞；當壞掉的部位無法自行修復，就必須從健康部位找資源。例如，從大腿挖一塊肌肉來補受傷的地方；這不影響大腿日後的功能，肌肉會再自行修護，同時又能救治受傷的部位。這就是整形外科「挖東牆、補西牆」的功夫——東牆不致倒塌，西牆卻能逐漸復原、穩固。

做人要懂得變通；身為醫者，事關人命，更需懂得變通。

以少女的狀況而言，如果依照原本醫學教科書的做法，要從腹腔引血，暢通腿部的血液循環，否則就會下肢壞死；但實際遇到的狀況是，腹腔本身已經被嚴重破壞，自己就是大問題，無力照顧下肢。這時怎麼辦呢？這就好像，我們現在都習慣走高速公路南北往返，因為省道繞路又比較慢；但是，當高速公路嚴重塞車時，如此還堅持「高速公路是最快的」，那就是不知變通了。此時便應改走省道，因為這才是當下最快的方法。

當初為了搶救少女的下肢循環，也是採取「用省道取代高速公路」的做法，以人工血管引腋下大動脈的血流來支撐下肢循環，用時間換取空間，等待主幹道修復。令人欣慰的是，在團隊堅持不懈的照顧下，後腹腔血流逐漸發展出穩定的側枝循環，那隻原本可能需要截肢的腿，成功地保留了下來。

這真是愛的奇蹟！

第四章　感恩！我還能走（下）

中國俗諺有云：「救人一命，勝造七級浮屠。」

生命誠可貴；而且，救人一命的珍貴，往往不只在於那「一命」，而像是種了一顆善的種子，將差一點消殞的「本來無一物」，點化成千萬種開枝散葉、無盡繁衍的可能。

救了一個孩子，他後來成了一個醫師，又去救了數千人，打造一個救人的循環。

救了一個浪子，他癒後改邪歸正，像是創造另一個平行宇宙——他在原本的世界中作惡多端，傷人無數；經過醫者之手，成為另一個宇宙的他，變成救人無數。

倒不是說醫者像神一樣偉大；不過，平凡的、小小的、如燭火初蕊般細細燃燒的善念，卻真的可以恢弘出一整片汪洋般的燦亮。

那位從砂石車輪下被救回一命的少女，又將如何？

把換藥車抬起來

一次又一次地與死神拔河。

一個接著一個的麻煩狀況。

沒有時間抱怨，每一次的猶疑都可能讓傷者再度跌落鬼門關口。

不知有多少次，少女身上的人工血管突然爆掉，那血是用噴的。半夜裡才剛躺上床沒幾分鐘，一聽到緊急呼叫，立馬衝到病房急救，醫師沒日沒夜地處在待命狀態。

要將人工血管從腋下穿越胸腔，繞道腹腔和骨盆部位，原本就是件大工程；手術過程必須小心翼翼，既要縫補好血管，又絕不能傷及神經及血管。最大的問題不是醫師的手工精細度，而是開放性傷口無可避免的感染；只要感染發生，血管縫合處就可能會裂開。

一開始，簡守信在患部覆蓋大量人工皮，一方面細心換藥，等待皮膚組織修復癒合；另一方面，可以隨時觀察發炎情形。傷口一旦發炎，就必須換掉人工皮，用紗布沾上生理食鹽水，覆蓋在傷處。

再怎麼小心，傷口就是傷口，換藥的過程就算上了麻藥，仍無法避免那椎心的疼痛。每天不只一次的換藥，伴隨著少女慘痛的哀號，叫媽媽、叫姊姊，叫得一旁的護理人員都忍不住地流下心痛之淚。

換藥是如此痛徹心扉，乃至於少女已經緊張到「聞聲色變」的程度；每當遠遠地聽到換藥車的聲音，整個人就不禁發抖，忍著不讓淚水流出來，再多的安慰也無法減輕她的恐懼。

夜晚，少女好不容易入睡了。

走廊上，兩個護理人員推著一輛換藥車經過。

其實，這回不是來給少女換藥的，只是經過；但是，瓶瓶罐罐撞上金屬發出的鏗鏘聲音，在寂靜的走道上格外清晰。

「噓！我們先不要推。」其中一位護理師對同事說。

「我知道會吵到黃小妹妹，但不推怎麼辦？我們一定要經過這裡才能去到另一個病房。」另一位護理師也煩惱著。

「抬，我們用抬的！」資深護理師想了一下子後提出建議。

「好！一起抬吧！」

就這樣，為了不要嚇到少女，走道上每天上演著眾人抬車的動作。

那是一九九六年二月，醫院就連春節也全天候運作著；遠處鞭炮聲劈啪響著，院裡的護理人員卻抬著換藥車，輕輕地走過。

日後，少女知道這件事，感動到無以復加；她哭了又哭，哭了再哭，仍只能說謝謝、謝謝、謝謝……

登高看見櫻花林

時光荏苒，簡守信後來承接了花蓮慈濟醫院副院長職務。隨著慈濟在嘉義地區建立醫院，有感於那邊更需要人手，簡守信調赴嘉義大林。

十年、二十年過去，不論人在哪裡，簡守信總會收到來自「她」寄來的信或明信片，還經常附上小小的紀念飾品。

有時候是從花蓮寄出，有時候從某個臺灣的山林勝地，有時甚至是寄自海外。信中的字總是娟秀，有時夾著乾燥花，傳達著她當時的感觸，有時候則附上照片；雖然雙腿不像健康成年人那麼健壯，但一步一腳印，她上山下海，去了許多美麗的地方。

她用照片見證她的美麗心情，並且總是不忘寫著她心中有多麼感恩；當年如果不是慈院的醫師們願意與死神搏鬥、勉力地把她搶救回來，這一切美麗都不可能發生。

她是黃秀政，當年的重傷少女，如今也是慈濟的志工。當年重新「腳踏實地」後，她勤學國畫及押花，後來也拿到押花技藝執照，成為一位作育英才的老師。

她雖然常得拄著枴杖行走，但她總是充滿感恩，也曾經多次親自坐著輪椅或拄著拐杖，過來看看簡守信。

「秀政，妳又來啦！最近好嗎？妳行動不方便，不需要大老遠來看我。」簡守信在忙碌的空檔，來到院長辦公室和秀政見面。

這些年來，她從當年那個日日以淚洗面的少女，成長為一個堅強、有著智慧眼神的女子。

「不會不方便啦！簡醫師，您都可以把我從死神前面搶回來，我今天怎會不方便呢？」

「怎樣？最近又去了哪裡了呢？」

「簡醫師，我去了日本，並且用我的雙腳攀登到天守閣。醫師，您知道嗎？當我終於站上城垣，看到滿目的櫻花林，我不禁想到了您。」

「喔！想到我？是因為櫻花嗎？但人家說，醫界是杏林，不是櫻花林啦！」簡守信開玩笑地對秀政說。

「不是的，不是因為櫻花林，是因為高度。醫師，我很感謝您，不只保住我的生命，更不放棄任何機會地保住我的雙腿；同時，也賦予我全新的境界。當我站在那樣的高度，我就想起醫師您內心的格局就是那麼地高，所以視野那麼地美麗。」

「感恩我還能行走，感恩您為我做的一切，這一生一世我都不會忘記。」

今年五月，簡守信又收到了秀政的卡片。

乾淨素雅的紙封，有著她親自做的押花設計；一打開來，幾片菩提葉，散發著淡淡的清香。

同樣娟秀優雅的字體，同樣帶著讓空氣幽靜起來的氛圍。

此刻，簡守信的心抒情了起來。

看著窗外，夏天快要來臨了。今天，秀政又會在哪裡？天涯海角，只要有顆美麗的心，到處都會是優勝美地。

簡院長的感觸

什麼是醫病關係？醫病關係不只是醫師跟病人，也是醫師跟家屬間的關係。

經常看到電視劇裡，面臨重大手術時，醫師跟病人家屬的互動，就是拿出一張聲明書，表明有這些事：「醫師已經事先告知了，手術本身有風險，到時候出狀況，不要說你不知道！」

印象很深刻，當初我和秀政家人溝通，不是先去談風險，不是用文件、法律來聲明醫院方面的立場，而是站在她家人的角度，和家屬表明，我們會全力挽救她的命，請你們也支持；而我也因此得到家屬的全力支持，我要採取怎樣的醫療方式，他們都全盤信任，就像信任家人一般。在醫療過程中，就算我做出重大決定，家長也從來不會質疑。

手術的成功，不只是慈濟醫療團隊的成功，當然更不是我的成功，而是醫療團隊與病人及家屬三方全力配合，還有志工們無微不至的陪伴，最終才取得成功。

好的醫病關係，一定也是充滿人情味的關係。

如今，我們看媒體報導，只要有關於醫院的新聞，講的多半是種種衝突，像是醫療暴力事件，或者因醫療爭議鬧上法院。每當看到這類新聞，我內心都會感慨：曾幾何時，醫病關係，變成對立關係了？

如果，醫師一開始就能對病者有所關懷與悲憫，讓病患及家屬感受到醫師的用心，應該就可以避免這種對立的局面。在慈濟醫院，我們不只維繫著良好的醫病關係，還把這樣的關係延展到他們的生活，即便出院後，仍保持著長期的互動關懷。那些曾受過我們照顧的人，感恩之餘，回過頭來在醫院當志工；人們幫助過他，現在他也要來幫助其他人。如此便成為善的循環，生生不已。

貳

從醫院診間走向真實人間

西晉惠帝時，天下動盪，哀鴻遍野，百姓困苦到只能吃草根樹皮，餓死者眾。在深宮不知人間疾苦的皇帝，聽聞這樣的事，卻反問臣子：「百姓無粟米充飢，何不食肉糜？」

千年過去，人人把這這句千古名言引為笑談。然而，時值當代，有這種「何不食肉糜」思維者何其多也。

特別是所謂的專業人士，例如政府高官，例如高科技人員，例如……醫師。

為何講都講不聽呢？藥布要每天換，洗澡時不要沾到，發癢時不要抓，這樣懂嗎？

打電腦每小時要休息十分鐘，不要整天坐在

辦公椅上，要起來走動走動，你懂不懂？

飲食營養要均衡，每天不攝取過多熱量，平日儘量不要喝含糖飲料，這你懂不懂？

日出而作、日入而息的人們，他們的天空和醫師一樣會晴時多雲偶陣雨。只是，當天空下起雨，醫師可能安穩地坐在診間裡，無法體會在路上奔忙的人們被雨水淋溼的苦惱。

如果說醫師是救苦救難者，那如何可以眼睜睜地質問民眾「你懂不懂」，然後繼續待在他無風無雨的天地，看著民眾繼續飽受風吹雨打？

當醫者走進民間，呼吸著不同的空氣，發現到疾病背後的成因，被那帶著酸性的雨劈頭打著，然後就不會再有「何不食肉糜」的問題。

答案不在善意的思考中，而在雙腿邁向的世界裡。

第五章　害怕西醫的鄉親

即便已經到了二十一世紀，智慧型手機非常普及的年代，還是經常看到，因為醫療知識貧乏或錯誤的偏見，而造成種種遺憾。

二〇一二年，簡守信調任臺中慈濟醫院擔任院長；這些年來，仍持續經歷到這類的案例。

錯失就醫良機的壯年病人

臺中市，現今臺灣六都之一，中臺灣最大城市。這裡不論經濟條件、人民教育素質、以及醫療公衛資源，應該都有一定的水準。

在這樣的環境下，一位畢業自臺灣最高學府，本身曾在大企業擔任工程師，是大家眼中認同的菁英知識分子，當其罹癌時，會採取怎樣的治療方式呢？

答案是，當這位病人確認自己罹癌後，他選擇不去西醫體系治療，寧願聽信一些草藥偏方；結果，錯失了早期治療的良機。等到慈濟醫療團隊主動訪視關懷時，已經癌末，藥石罔效，醫護團隊也只能盡人事、聽天命。

而且，並不是病人主動就醫；事實上，直到慈濟醫療團隊前來探訪，他依然採取著逃避的態度。

這位年約五十的中壯年病患，因為身體不適、便血等因素去檢查，被診斷得了直腸癌。為此，他透過傳聞，取得據說有神效的草藥，想自行調養。由於沒接受正統醫學處置，病情日漸加重，到後來已無法工作；單身的他，不但無法照養老母，反過來還須老母每天為他把屎把尿。

慈濟關懷網發現這個家庭，主動通報慈濟醫院，當時包括簡守信等醫師，也親自到病人府上關心。

一進門，濃濃的腐臭味撲鼻而來。入內，只見一位看起來已經奄奄一息的男子，躺臥在桌子拼就的平板上；他的腫瘤已經嚴重擴散，都長到臀部外面來了。在一旁的老母已經習慣臭味，每天認命地餵兒子吃東西，擦拭糞便膿血。

感受到醫師們的善意，那老婦開始和簡守信他們聊起辛酸史。家中原本兩個孩子，長女去年已經因腎臟病過世，只剩這個孩子和她相依為命；如今又碰到這樣的情況，她已經無語問蒼天。

總算，在簡守信他們苦口婆心的開導下，病人稍稍卸下心防，同意接受慈濟醫療團隊的關懷。

醫護人員設法讓病人舒服點，包括專業的傷口清理，也現場指導老婦人如何換藥。因為室內狹小、通風不佳，醫療團隊也協助環境的清理。隔天，在簡守信的安排下，醫檢師來到案家幫病人抽血，做進一步檢驗。

簡守信溫言相勸，還是要到醫院才能得到較周全的照顧，也才能分攤媽媽照顧的辛勞，這位病人才點頭同意至慈濟醫院就醫。已經癌末的他，被送到安寧病房；醫院可以做到的，也只能讓他在生命末期盡量不要那麼痛苦。

幾個月後，這位病人往生了。就醫太晚，醫者無力為他延長生命，只能讓他較有尊嚴地離開。比起原本整天躺在惡臭環境中，帶著悔恨與消沉，他在活著的最後幾天，神智已經比較清醒，有時也能坐著輪椅到戶外看看生命最後的美麗。

亡者最後的日子裡，生命品質提升了，他的媽媽也較能釋懷。

所有的病人，都是我的孩子

癌末病人已經安息了，但慈濟的另一波關懷才正要開始。

透過慈濟醫療網，知道病人的母親孤苦無依；那麼，即便已經協助她的孩子好好走完人生最後路程，回過頭來，老婦人本身也必須被照顧。

那天，老婦人聽到門鈴聲，已經不再訝異是誰按鈴；這段日子以來，慈濟的師兄姊幾乎天天造訪，她已經習慣。

其實，她原本對穿著整潔、看起來像社會菁英的醫者是不信任的；比起西醫在人體上動刀「破壞」，他們更願意依賴老祖宗千百年流傳下來的生活經驗，因此寧願聽信傳統偏方，也不愛去看西醫。

如今，錯了也都過去了。如果老婦人對現代醫學有所排斥，至少，穿著志工制服的這些師兄姊，很多也是銀髮族；面對這些人，她就比較容易接受了吧？

「阿嬸啊！今天過得好嗎？我們又來打擾妳了。今天也沒什麼事啦！我們一位師兄家有種些水果，不含農藥，產量多又很好吃，想說阿嬸不知道愛不愛吃水果，今天幫妳送一些來。」

老婦人一邊道謝，一邊把水果擺進小冰箱裡。

看著她穿著外出服，慈濟志工們不禁問：「阿嬸，今天要出門逛街喔？」

「沒有，我也想參與妳們的活動，擔任志工啦！但是，我年紀這麼大了，沒做過志工，不知道能做什麼？反正，你們去哪，就把我帶上吧！」

就這樣，那位癌症病人的母親，後來加入了慈濟志工團隊。

日後問起老婦人的心路歷程，她悠悠地說：

「那幾天，我兒子已經進入彌留的狀態。想到這三年，我連續送走了先生、女兒，現在是兒子，就算心痛也要忍著，終日陪在他身邊。然後，我問兒子：『你有什麼心願未了，跟阿母講，我來想辦法。』」說到這，老婦人輕輕地拭淚。

「然後，兒子用虛弱但清楚的聲音跟我說：『阿母，我即將離開人世，死就死了，我也不再害怕了；唯一牽掛的，就是阿母妳老人家一個人怎麼辦？但是，就算這件事，我也放心了；因為我相信，這裡的師兄師姊會經常去陪伴妳；有他們陪妳，我就了無遺憾了。』

「現在，我的孩子走了，但我要讓他的魂魄也永遠安心；不只如此，如果可以，我也希望有生之年，盡自己的力量，讓其他人的孩子與父母也安心。可以做什麼，就告訴我吧！就算是陪陪病人也可以。我活到這把年紀，能做的也只有這麼多了。」

往後，在慈濟醫院的許多活動場合裡，就多了這麼一個身影。

每個人的背後都有個故事。看著這位慈祥的長者，人們不知道，她短短兩年內失去了一雙子女；如今，她沒有悲憤，沒有消沉。

如果把全天下的病人當成自己的孩子，那麼，她的餘生還很忙碌，哪有空去消沉呢？

這是一個病人失去生命的故事，也是一個慈濟人新生的故事。

這樣的故事，每天都在發生。

簡院長的感觸

亡者已矣，生者仍須關心。

慈濟醫療網不只照顧病人，並且投入很多心力在病患的親人身上。醫療部分，醫院來做；家庭與社會關懷層面，就由志工攜手來照顧；慈善與醫療結合，就能形成一個緊密而綿長的網絡。

類似這位癌症病人的案例，我們也碰過很多；有人年老孤單無助，有人家裡失去親人，生命也失去動力；透過慈濟人的鼓勵，讓這些人再次活在陽光下。

慈濟有許多環保站，可以請這些人一起參與，種菜蒔花也好。

社區有些長者貧弱、無力理家，同仁與志工們可以參與打掃及清潔。

如果行動力尚可，便邀請個案一起參與志工，協助打飯，或者發放愛心物資等工作。

最重要的，這種種行動，都不會讓對方有被救濟的感覺；相反地，因為參與，他們的臉上終於不再天天愁雲慘霧；因為每天和志工們一起忙碌，也不再感到孤單，甚或覺得人生無趣。

救一個人，不只要給他生活上的幫助，並且要給他求生的意志，看到生命的希望與意義。

正確醫療資訊的傳達，要改善的空間還很大。

這則案例發生在二〇一二年，已經是網路發達、資訊無國界的年代；但是，為何還有那麼多人，包括像這位出身臺大的高材生，碰到生命存危關頭，依然寧願相信偏方，也不敢去大醫院就醫？他們背後的想法，值得醫者用心省思。

有人對西醫感到害怕；怕開刀，怕種種現代科技侵入人體。該如何做到讓病人不害怕？

「身體髮膚受之父母，不敢毀傷。」類似這樣的觀念，讓許多人不願意開刀；該如何溝通，讓病人願意接受現代醫學呢？

「開刀風險高」、「西醫無法治療癌症」……這些以訛傳訛的資訊，該如何導正呢？

凡此種種，只能說，在醫療的道路上，該做的事還很多，任重道遠，不可鬆懈啊！

第六章　底層生活的況味

走在大都會車水馬龍的大道上，放眼兩旁都是高樓大廈；街上人們穿著光鮮亮麗，來去匆匆。很多時候，人們以為，這就是現代人的全部樣貌。

然而，即便如紐約、東京這樣的世界級大都市，都不免有貧民區，地下道躺著許多流浪漢；更何況，在經濟不景氣的年代，有著更多生活在社會底層的悲情居民。

低收入戶、重度傷殘者，這些登記在案者多少都還有社會福利體系在追蹤照應；更多的情況，卻是未達低收入戶標準，或者不懂得通報、沒被發現的弱勢案例。

這樣的時候，慈濟志工及醫療網，就發揮很多救命的良能。

都市繁華背後的另一面

站在慈濟臺中院區，這裡雖位在臺中市郊，但從院區可以看到每天高架道路上車輛川流不息，放眼所及，也都是現代化的高樓林立。然而，就在這些亮麗的都市景觀背後，在院區不遠處的某個社區邊陲，就有著需要照應的案例。

那是一個臺灣各鄉鎮常見到的鐵皮屋，住著一位五十幾歲的男子，每天早上都要出門工作；但是，在出門前，他得先照應家中另一位成員。

她是一個年約四十多歲的女子，有著精神方面的症狀，已經無法自己照料自己，大部分時間都靜靜地呆坐著，有時候會胡言亂語，但不會傷人，也不會有任何暴力行為。每天早上，男子把女子帶到家旁邊一個可遮風蔽雨的空屋，屋內備著食物與水，然後把門簡單鎖上。這女子一天的作息，吃喝拉撒都在這裡。等男子回家後，再把女子帶去清洗，也打掃屋內便溺穢物。就這麼日復一日。

因為慈濟關懷網的介入，簡守信帶人去探望，也把那位女子送至精神科做檢查並給予基本治療，再開藥給那位中年男子。

「像這類案例，社會單位該如何介入？」簡守信感慨地問道。

那個男子有正當職業，所以不是低收入戶。事實上，他沒和那個女子結婚；當初是因為朋友介紹，兩人認識，曾經打算要結婚。當時女子雖然精神比較恍惚，但還沒有發病；是在兩人交往一兩年後，她的病況逐漸加重，終於變成如今這樣。

那男子算有情有義的，沒有拋棄他的女伴，反而無怨無悔地照顧她，把屎把尿的，一晃眼就超過十年。若沒有慈濟人發現，他還會這樣照顧她一輩子。

以他們的狀況來而言，既不是「低收入戶」，也不是「弱勢家庭」——男子和女子並不是夫妻。

男子本身是敦厚老實、學歷不高的勞工，只知道每天辛苦賺錢養「家」；累了一天，也不會有餘力再去想什麼申請補助、不懂找尋資源。對他來說，年紀漸長，女子雖精神狀況有問題，但好歹也是個陪伴，他就這麼心甘情願地照顧她。

如今，透過慈濟醫療網，醫病的部分，簡守信及醫療團隊可以協助；但是，只能救一時，無法救一世，這個「家」的問題還是要設法解決。

所幸，有不辭勞苦的慈濟志工。他們不但協助這「家」人後續的長期醫療看診問題，也代為申請各種社會補助；如今，他們也已經得到更多社會關注。

只是，對於這位於臺中都會區的鐵皮屋家庭，簡守信感慨萬千。如果全臺灣的醫者都能走出白色巨塔，只要看看周邊社區就好，就可能有很多需要關懷的案例。

作為醫師，不只醫病，也要了解社會的病，設法讓自己不跟社會脫節；這也是簡守信經常和醫師們分享，鼓勵他們往診的背後意義。

常聽人家說，做人做事要綜觀全局；但是，醫者的「全局」是什麼？

這可以分兩個層面來說。

就醫病技術面來看，隨著醫學技術的演進，醫療分科分得比較細：甲醫師會看眼睛，若耳鼻喉科也有問題，請去找乙醫師；但喉嚨的不適，可能源自腸胃科，好比說胃食道逆流，那又要去找丙醫師。所謂術業有專攻，但實際用在醫學領域上，有時卻讓民眾感到困擾一個人的身體就像是被拆解成各種器官來看待，得在不同科別間折騰，一層一層地找答案。

帶來不便還是其次，有時還會牽涉病人的生命。好比說，一個人感覺似乎腹部不適，不一定是腸胃問題，也有可能是心臟血管病變，醫師必須具備有綜合判斷的能力，能做跨領域的基本處置。

醫學養成為何要那麼多年，理由也在此。這樣的經驗，特別是在海外義診以及往診時可以看到；往診時，總不能看到病患哪某個部位不適，醫者卻兩手一攤地說「我不清楚，我不是這一科的醫師」吧！

所以，現代醫學院的學生養成過程，也非常重視一般醫學訓練與跨科系知能培養；一個學生在實習過程中，除了在他本科的部門外，也要去其他各科歷練過，包括小兒科、婦產科等。不是說醫師要萬能，但萬萬不能在看診時，只懂自己狹隘的專業領域：否則，病人無法得到較為全面的評估與照護。

另一個層面，就是針對患者「這個人」的照看全局。

一個人為何會呼吸不順？是因為職業傷害？還是家庭成長因素？是突發狀況還是長期累積？這些都要觀照全局。

往診，便有助於一個醫者培養觀照全局的視野。

從往診學習醫者的另一課

醫學教育，該注重理論與實務。

什麼是真正的醫學教育？當一個學生畢業後被分發到醫院擔任正式醫師，他的教育已經結束了嗎？不，對簡守信來說，傳統學院出來的孩子，還缺少實務的歷練。

有人問：實務？醫師天天面對病榻上活生生的病人，這不就是實務嗎？

但簡守信認為：

看到病人，醫師的心境有三種層級：

第一層，看到的就是個病人；醫者的責任就是找出病因，然後幫他診治。

第二層，看到的是個凡人；醫者的責任，就是讓這個人感到安適，不論是身體上或心理上的。

第三層，看到的是家人；如果是他是你的家人，你會怎樣對待他呢？不只會盡責地醫好他，還會想方設法地醫好他。

然而，理論是理論，實務是實務。

你不能要求一個沒去過戰場的人，對出征的阿兵哥們演說，激勵他們奮勇衝鋒；你也不能要一個沒當過媽媽的人，在媽媽教室裡對她們說「感同身受」。

也許你口才一流，說話具有感染力；但是，如果只是詞藻的堆砌，照本宣科的理論鋪陳，那並沒有說服力。

因此，許多醫師們並不是不想關懷病人；只是，這分關懷若缺乏實務基礎，不免就落得客套寒暄。你可能看著一個病人，眉頭皺起，想表達的是你為病患感到難過；但在病患看起來，卻以為你覺得他身上味道太臭才皺眉。

所以，簡守信鼓勵醫師們往診；這不是強迫性質的指派，他只是希望醫師們明白往診背後的道理。

不只是各科醫師，包括護理師、藥劑師，乃至於行政工作同仁，若是可能，簡守信都鼓勵他們有機會就親自到第一現場。所謂第一現場，不是指醫院的病房，而是指那些病患所來處；那可能是臭氣熏天的老舊寓所，或是需要跋山涉水才能到達的山中鐵皮屋。

住在這些地方的病患，經常是家庭貧困，無力去醫院；或者行動不便、年老力衰或身有殘疾，無法自力就醫。甚至包括前面提過的案例，病人根本就不知道或不想要到醫院看診。

當醫者來到這第一現場，便能親自聞到那些貧苦病患背後的生活辛酸味，親自觸摸到病人家裡殘破斑駁的壁癌，以及潮溼生黴的腐桌。

經過這樣的洗禮，第二天再去巡房的時候，醫者看到的，相信已不再是一床一床的健保申報病例，而是一個又一個在生活中遭遇不同磨難的人。

所謂「苦民所苦」，不是只在腦海中悲天憫人，而是捲起袖子、滴下汗水，實際體會出的真人間。

者。

從花蓮慈濟醫院時期，簡守信就已經常身體力行，深入民間探望傷病者。

到了嘉義大林院區擔任副院長後，他更在林俊龍院長的積極鼓勵下，把這當成是全院的例行任務。有了院長、副院長的親身帶動，院內同仁對於社區貧病弱勢的關懷蔚然成風；甚至，在每次公布預計往診弱勢案家關懷的資訊後，沒幾分鐘就「報名額滿」。

簡守信非常欣慰的一點是，慈濟醫院，不論是成立的時間或者醫院的規模，可能都不是上得了商業排行的那種；但有一點絕對是超越各個同級醫院的，那就是醫病關係的更加升級、更加有溫度。

醫者不應該只是開刀匠；如同簡守信所說，如果醫學教育只要培養出開刀匠，哪需要花七年光陰？再怎樣資質不足的人，花一、兩年專注地學習開刀這件事也就足夠了。

醫療絕不是只技術層面的工作，而是跟心靈互動有很大關係的志業。觸動是雙向的互動；如果一個醫者想跟別人心靈觸動，自己的心靈卻是封閉的，怎麼可能打開另一個心靈呢？

鼓勵往診，重點不是醫療場景的轉換，而是讓醫者的心靈貼近真實的人間——

感受到這社會需要人幫忙；

感受這疾病真正的根源；

感受一個人之所以成為病人的背後環境；

感受他痛苦眼神背後那說不出的話語……

這已經超越任何教科書，也超越各種的醫療SOP（標準作業流程）。史懷哲醫師為何受敬重？蔣渭水醫師為何受敬重？德雷莎修女為何受敬重？馬偕醫師為何受敬重？

關鍵不在醫術，而在他們的心靈所帶來的感動。

那濃濃的尿騷味

深入在地，接觸社會的各個面相。

當然，醫者不是社會工作者，更不是偵探或記者；但是，至少就醫療接觸的領域，從與自己相關的病人及其互動關係，可以試著用有別於過往的制式眼光來看事情。

二〇一七年的某一天，透過慈濟關懷網，簡守信跟慈院團隊來到臺中市區的某座大樓。

開車經過臺中市，總是會看到這裡一張七期重劃區建案海報、那邊一個某某特區的開發計畫，四處可見到裝潢雅緻的餐廳，還有充滿巧思的文創空間等。不免讓人想像，市民們大概都住在規畫完善的大樓裡，過著雅痞般的休閒浪漫生活。

但是，慈濟醫療團隊這天走進的這座大樓，裡頭所住的卻絕非如廣告海報裡的幸福家庭。

樓裡的走道兩旁都是房間，那是已經被隔成一小間一小間、放張床後就沒剩多少活動空間的出租「套房」，租金便宜，每個月只要三千元；對收入微薄、只求夜晚有個安睡空間的人來說，這樣已經很滿意。

有一對兄弟，就住在這樣一間狹窄的套房裡。兩人都已經是四十歲以上，哥哥擔任大夜班保全，通常是白天睡覺，夜裡工作；弟弟是個精障人士，連如廁都無法自理；他窩在一個類似壁櫥的小空間，那裡就是他生活起居的地方。

哥哥用微薄的薪資照養兩個人已經很辛苦，無力再負擔更多醫療支出；每天工作回家後，先清理弟弟的便溺，累癱了便躺在床上睡覺。

「那天我們到病人家中，一進門就是濃濃的尿騷味及食物腐臭味。哥哥看到我們來，有點靦腆地不知如何是好；畢竟，房間裡除了床鋪外，竟然連坐的地方都沒有。

知道這對兄弟的狀況後，我們安排弟弟到慈濟醫院作各種檢查治療，社工人員也會進一步協助他們申請各種紓困救助。

如果沒有人主動介入，他們可能一輩子就這樣下去，直到哪天哥哥年老，兩個舉目無親的人便等著被送往哪個收容中心為止。哥哥為了照顧弟弟，已經放棄自己的青春歲月，沒有成家立業的願景；在沒遇到慈濟前，日子就是過一天是一天。

碰到慈濟後，他們生活雖然無法立即有多大的改善；但重點是，在相遇的這一刻有了希望。往後不論是搬到較好的環境，或讓弟弟有更好

的照護等，都有了新的可能，得以看到一線曙光。

簡守信記得，進入這對兄弟家的時候，大部分人都不免皺起眉頭，這也不能怪他們；畢竟，那麼濃厚的尿騷味，要大家隨遇而安是不容易的。

這也不免讓他想到，所謂的「醫院」，在最初的時候，不正是一個充滿尿騷味的地方？

從文獻裡可以知道，在現代醫學興起前，在人類文明大部分的時間裡，醫師可以做的事非常有限。血液循環是直到十七世紀才被哈維透過解剖而了解，細菌的發現則是十九世紀的事，各種導致大量死亡的疾病探究，則是更晚以後的事。所以，在此之前，人們一旦生病，死亡率很高，外傷的治療方法也有限。

所謂的hospital（醫院），發源於中古世紀，是神職人員為窮人、病人設置可以躺下來休養的地方；而那樣的地方，往往因為環境因素及病人身上發出的臭味，加上屎尿味而臭不可聞。在這樣的環境下，照顧病人的神職人員——主要是修女，真的是很偉大。

有沒有人想過，為何修女要戴帽子呢？難道只是一種裝飾品？或者只是一種宗教象徵？其實，在最初，修女戴的帽子比現在更大，為的將頭髮全部包住。那是因為，處在四處是病人的環境裡，除了空氣中的惡臭，還有許多的蝨子、跳蚤等；如果不把頭髮包住，可能會因此感染，帶來麻煩的清潔問題。

當今的護師帽，即是從這樣的形象與精神象徵演變而來。

時代發展至今，醫學發達了，醫師變成專業而高尚的職業；護理人員雖然辛勞，至少也都處在潔淨通風的空調環境裡。人們早就忘了，「醫院」從前原本就是充滿臭味及尿騷味的地方；只因為心中充滿了愛，照顧者不在意那些味道；在他們悉心照料下，病人得到了身心靈的療癒。因此，直接到病人家中訪視，聞到這類味道也就不足為奇了。

簡院長的感觸

不是公益，而是醫者的本分。

推行往診多年，有時候和朋友見面，若有人聊起這件事，總是豎起大拇指，稱讚我們做善事、有愛心，值得敬佩；我都會趕忙澄清：非也非也，往診絕不是做公益。往診，是身為醫者該做的事之一；只不過，現代的大部分醫師，光在醫院診間裡面對排隊掛號的病患都來不及了，很少可以排出時間走進社區，走進病人家中看診。

對我以及許多同仁來說，往診絕非公益，而是提升自己醫療境界的必要作為。親身感受到病人的背景環境，能夠將心比心後，對於日後的看診，絕對會有影響；包括執行開刀、或巡房時刻，都會以不同的心境來看待病人，這才是往診所帶來的深層意義。

第七章　帶著他走進陽光裡

很多時候，一次意外可以帶給一個人一輩子的傷害。

很多時候，不知名的惡疾，也會讓人一生都受苦楚。

急診送醫，可以挽救人們的性命；但是，傷者若必須截肢，或者癱瘓終身、須坐輪椅，在這種情況下，醫療可以照顧的，似乎除了協助復健，也無力讓他們真正變健康。

重症處置，留下的後遺症也經常難以根治；或者有些屬於不治之症，就算神醫再世也束手無策。

然而，就算身體已經遭逢必須終身背負的傷害，是否至少在心靈層面可以掙脱憂傷綁縛，在關懷的呼喚聲中走向陽光？

三十年後的陶笛悠揚

一般而言，除非病人自行到醫院看診，否則醫療人員不會知道世界上有這麼一位傷病者；就算病人已前來看診，對大部分醫院來說，他也只是眾多病人中的一個，短時間內問診完畢後離開，醫病雙方不太會碰出火花。那個從醫院離去的孤獨身影，就這樣落寞地消失在人群。

慈濟醫院比較特別的是，不僅醫療團隊有機會給予病人多方面的關懷；走出診間，外頭還有許多的志工師兄姊們提供協助。透過慈濟志工網絡，深入民間，往往發掘出許多需要深入照護的案例。這些人原本並非醫院的掛號病人，他們沒來看診的可能原因為——

貧病交加，無力赴醫；這是最需要緊急救援的案例。

經濟弱勢，不敢去醫院，有病痛能忍就忍；這也是要即刻協助就診。

排斥西醫，寧可採取偏方，也不進醫院；這需要觀念開導。

長期傷病，認為看醫師也無濟於事；這類病患需要對他們付出更多關懷。

某一次，簡守信和其他醫護人員來到雲林鄉下的一戶人家。由慈濟網絡知悉，個案全身癱瘓且獨自居住，長年關在家中，已經長達三十年沒出過門。

年輕時，他因工作意外導致頸椎重創，胸椎以下全部癱瘓，雙手也只能有限地活動，終日躺在床上。

原本心理已經做好準備，這會是個臭味很重的地方；但來到這裡，卻令人訝異。屋宅雖不大，可是整理得很乾淨，也沒任何異味。個案就躺在一張床上，直接靠在牆邊，牆上有個玻璃窗；透過這扇窗，他可以用一支竹竿，把打包好的廢棄物撐到窗外丟棄，周邊的鄰居會協助清理。

這個案例算是不幸中的大幸。個案年輕時就癱瘓，雖然一人居住，但住在附近的許多鄰居都有親緣關係，所以每天都會有人來協助打理他的事情，為他送食物、處理排泄物等。

慈濟人之所以介入，是因為這位病人的腳部有傷口，下肢血液循環不佳，已經有些腐爛，開始招來蒼蠅；為了防止蒼蠅滋生，親族已經找來紗罩蓋在他身上。但這不能完全解決問題，傷口還是得處理。就這樣，醫療團隊來到這裡，協助這位如今已經六十幾歲的先生，先做醫療照護，之後則要協助他走出戶外。

可以看到，非常特別的是，個案雖然終日困居家中，臉上卻還是帶著笑容，有股不被命運擊垮的生命力。為什麼能夠如此？很明顯地，鄰里親緣的關懷力量，是支撐著他活下去的動力。

在我們幾次訪視的過程中，也常與周遭鄰居照面，他們都很樂天開朗。有些赤著腳、手上拿著鋤頭，剛從農田回來，跟我們開心地用臺語問好；還有笑著露出無牙的嘴，不掩親切善良的老婦。突然間，我有種深深感動，想起〈擊壤歌〉的句子：「日出而作，日入而息；鑿井而飲，耕田而食。帝力於我何有哉！」這真是太平安適的人間；同時也想到《禮記・禮運大同篇》所說的：「鰥寡孤獨廢疾者皆有所養」。如果人與人間能夠付出關懷、彼此照護，就算不甚富裕，沒有太多資源，也可以創造和平的世界。在那樣的環境裡，就算一個終身癱瘓的人，也可以安心地生活著。

終於，醫者們了解到，為何這位個案三十年沒出門，卻也過得快樂。當然，該有的醫療還是要有的；另外，若有可能，搭配輪椅，個案還是可以經常出門晒晒陽光。於是，志工們協助他申請相關補助。

另外，我後來得知，因這位病人需要長期換藥，我們的同仁便主動接力參與協助。其中一位護理人員本身精擅陶笛；有一天，他帶著陶笛在個案屋裡吹了起來，然後告訴他：「你也可以吹喔！很簡單的。」個案起初有點靦腆、不好意思吹，但同仁用溫暖的眼神鼓勵他；終於，他嘗試著吹幾個音，吹出了興致，同仁就送了他一只陶笛。

日後，當你經過雲林的某個鄉間社區，在稻香處處的路上，忽聞遠處傳來悠揚的陶笛樂聲。

請不要懷疑，那可能來自某位重度癱瘓者；他雖終身無法行走，卻能用他的笛聲，迎向陽光。

五十年後走出戶外

另一位把自己關在家裡的個案，竟然有五十年未曾出門，幾乎可說一輩子都將自己軟禁在自家門裡。

現今已六十多歲的這位女子，從小就被診斷出患有魚鱗癬；那是一種先天性免疫細胞突變的疾病，直到現代都尚無有效的治療法，更何況是六十年前。由於這種病症不只帶來外觀的皮膚脫屑，還會造成眼睛、牙齒、乃至於心臟等部位的異常。

家人一方面擔心外觀異常的孩子在外會被欺負，一方面也希望就近照顧；於是，她從小就被要求待在家裡，幾乎足不出戶。

年復一年過去，這女子無法交朋友，更不可能成家；兄弟姊妹各自成家立業，相依為命的父母相繼離世。某一天，老家裡面就只剩她一個了。

她一輩子不曾搭過火車，不曾親眼看過大海，也不曾好好地躺在草原上感受風吹拂的感覺；所有的知識及資訊，只能從電臺廣播與電視上取得。

因緣際會，慈濟志工輾轉從鄰里互動中知道有這麼一件事、這麼一個人，便主動去關懷她。某一天，師姊輕輕敲門，看著那位中年女子畏畏縮縮地從門縫看著她。

「妳是否找錯人了？我這一戶人家，沒有朋友，沒有親人，日常生活可以自己打理。」

「我沒有找錯人，我就是想找妳啦！我們帶醫生來看看妳，身體健康改善以後，我們帶妳出去更多地方走走。」

也許，隨著時光流逝，她也想過，再不走出去，就會終身遺憾了；更有可能，她其實很久很久以前就想出門了，只可惜沒有人願意過來伸出邀請的手。

直到慈濟師姊的出現，還邀了慈濟人醫會醫師入戶關懷；醫師發現，她的眼瞼外翻，眼睛因長期缺乏滋潤與保護而破洞發炎，必須就醫治療。但是，幾十年不曾出遠門的她，感到憂慮、害怕；志工們用無比的耐心與同理心，終於說動了她。

就這樣，她在師兄姊的陪伴與協助下，全身包覆多層衣物，走出戶外，並被帶到大林慈濟醫院，接受簡守信親自看診。

魚鱗癬不但會造成嚴重的角質脫落，五十年來也造成其他各部位硬化變形，以現代醫療仍無法治癒；但是，至少可以做到讓病人比較舒適。此外，一些併發症狀，例如眼睛的不適，也都是可以用醫療技術改善的。

經過簡守信親自開刀，幫她做了眼皮植皮手術；此外，眼角膜受損問題，也在慈濟醫院做了診治。

那一刻，她雖不算是重見天日，卻也像獲得新生般地快樂。

五十年是很長的歲月；五十年不做一件事，間隔越久，她越不敢去做。但是，當慈濟師姊邀她的時候，她雖然害怕、掙扎，卻也信任。因為，師姊那分純正善念的心意，真正讓她感受到，也感動到。

對於後來持續陪伴她的那位師姊，我也相當感動。這位女子住在臺南山區，師姊則住在靠海的鄉鎮；手術之後，師姊每天騎至少四十分鐘的車，大老遠去照顧她。

兩人非親非故，距離又那麼遠，師姊不為任何利益報償，就只是想給她勇氣與力量，陪她走一段路。這樣的心意，就算是心如鐵石的人也會被感動吧！

也因為這樣的關懷，改變了一個原本一輩子都要蝸居在家的人。後來，這位魚鱗癬女子，也成為慈濟志工。

當火車空咚空咚地在軌道上前進，長年沒看過戶外風景的她，對每件事都好奇：

「師姊啊！這些稻田、這些池塘、還有遠方大地上的夕陽好美喔！」

「是啊！這世界還有很多美麗的地方喔！山嶺上的野花、海邊的浪濤、城市中的霓虹，以及一年四季的景色變換。不要急，有時間讓妳慢慢欣賞。」

「可是，師姊，我覺得這些都不是最美的。」

「哦！為什麼？」

「因為，我覺得，這世界上最美的，是妳的心。」

提升社會善的力量是終身志業

在慈濟，每天都會聽到感人的故事。

以醫療人員來說，比較常接觸到的是本身必須就醫、或者需要醫護照料的對象；然而，社會上更多的是，生活困頓需要幫助，或者寂寞無助、需要陪伴的人。在這一方面，廣大的慈濟志工團隊們，每天默默地付出，寫就一個個感人肺腑的故事。

那位魚鱗癬女子，後來變得經常出門。她因為毛囊萎縮嚴重掉髮，頭皮也傷痕累累；為此，志工們集資幫她買了假髮。戴上假髮，她高興地直照鏡子；過往幾乎冷凍在陰暗一隅的嘴角，在眾人的關懷祝福下，嶄露了笑顏。

此後，她經常出現在慈濟的公開場合，任何可以幫助別人的事，她都願意去做。她說，她人生的前半生，沒有機會幫助任何人，那麼就用餘生來付出吧！

在環保的場合看得到她，在義賣的場合也看得到她。

甚至還在師姊陪同下，遠赴花蓮去做志工。

類似這樣的案例，其實還有很多。有因為從小燒燙傷、雙手萎縮，因此整個人變得自卑，逃離人群的；還有因為天生的疾病，導致截肢或外觀有疤痕者。

他們走在外面時，難免會遭受異樣眼光；另一方面，自己內心又有強烈自卑感，導致他們認定自己不適合站在陽光下。

然而，外面的世界那麼大，人的一生珍貴難得，怎能如此糟蹋時光，永遠自閉在陰暗裡呢？

還好，在臺灣各縣市甚至世界各地，都有無私奉獻的慈濟志工，盡力去發掘需要伸出援手的案例。

簡守信對於許多慈濟志工發揮小人物的力量深深感動，他們讓臺灣社會綻放著希望的花朵。此外，他也深深覺得，受到許多社會觀念的影響，就算一個人以生理條件來看是可以公開活動的，卻往往因為社會壓力以及相應的心理因素，而封閉自己。

為何社會上有著這樣的觀念，認定他們是怪物、是廢物呢？為何不讓他們知道，其實他們也有自己的生命價值，也可以帶給別人很多價值？

或許，這社會也並非那麼冷漠；許多時候，人們只是眼神好奇，但沒有惡意。想起我初次見到那位魚鱗癬大姊，她和我面對面接受治療時，竟然緊張到整個人都在發抖。從什麼時候開始，陌生人會帶給她如此驚慌失措的感覺？是因為媒體長期營造的負面觀點？還是她真的遇見許多心地不良、不懂體恤的人？

想到這裡，我知道，單靠慈濟志工以及醫師們自動自發往診的力量，其實仍然不夠。

如果這些事只是個案，那就只需要個案對象獲得照顧；不過，這些不只是個案。如何形塑一種整體社會的共識，一種普遍的社會現象，讓社會關懷成為各社區住民理所當然的習慣，這是我們長遠要思考及實踐的功課。

簡守信知道，這是需要深廣耕耘的志業。以臺中慈濟醫院來說，他努力的方向之一，就是要讓人們一想起慈院就感到溫暖，他也希望這能變成臺灣社會的共同感受。

然而，任重道遠，即便慈濟人已經付出五十多年的歲月，社會還是處處有負面的新聞、冷漠的人際關係。

即使如此，只要堅持對的方向，簡守信仍會帶領醫者們繼續走下去。

就算每天只多讓一個社會邊緣的弱勢者重展笑顏也是好的。

那樣的笑靨，就像那位在義賣攤位上，戴著假髮、穿著慈濟志工衣服、笑得開懷的女子。是不是，陽光處處都在？

簡院長的感觸

透過往診可以看到不同的生命力。

醫療環境改變，現代醫師的壓力很大；很多醫師不免會有負面感受，抱怨資源太少、抱怨工作繁重、抱怨能力無法發揮等。假如有機會讓他們參與往診，親自看看這社會裡的不同面相，甚至於有機會親自和那些生活困苦但依然樂天的人們對談；這時候，我相信，再怎麼滿腹委屈的醫者，剎時間也會看見自己的卑微，羞慚於自己的不知足。

往診醫療絕對是對病人有幫助的；但是，更大的助益，往往是對醫者自身。

當你看到一個重度傷者，一個連基本生活都有困難的社會底層百姓，都能夠不怨天尤人，在命運的洪流衝擊後，仍樂天知命地活著；那時，就會將思緒從抱怨自己的不足，改為自己如何能夠付出更多？

這樣的轉變，任何的教科書都無法傳授；唯有親身見證世事的種種，方能澈悟。

醫病關係，反求諸己。

醫者往往會感慨，為何許多民眾醫療觀念那麼不足？為何都二十一世紀了還相信偏方？或者，為何不願意相信醫院，不願意讓醫者來給予正確的協助？

但是，反求諸己，是否在醫病互動的過程中，醫師給人冰冷與距離感？病人排隊兩小時只換得簡短扼要的幾句話？

當醫者長期缺乏同理心，鮮少花時間跟病人互動，雙方自然有隔閡，讓病人遇上了大麻煩也不願意找醫師。其實，只要花多一點點時間溝通，讓病人「真正」了解病因，以及未來有哪些機會與可能，也許他就不會只想去找偏方和民間療法。

是否醫者經常惜字如金？如果沒有細說原委，只是交代病人把藥吃了就對了，那就無怪乎病人會半信半疑。如果講話總是滿口專業語彙，病人又不好意思細問，那就無怪乎病人總是處在茫然疑惑中。

病人不會因為一個醫者滿口專業術語就覺得他偉大。換個方式，試著用親切的語氣，告訴病患：因為有細菌進入喔！人體器官需要防禦，所以要補充器官養分……這樣一來，病人懂了、安心了，醫師的親民形象也隨之建立了。

參

從貼近關懷到長遠福祉

救人是偉大的；然而，更偉大的是，救人不求回報；並且，救人的目的是希望以後可以讓他們自救，甚至行有餘力能去就人。

愛人是深刻的；不過，更深刻的是，愛人無所求，只願他能日日成長，他的喜樂就是我的喜樂。

為何人們總說慈濟是大愛呢？什麼是大愛？多大的愛才夠格稱大愛？

時間是最好的見證。

慈濟走過這幾十年，認同的人越來越多，追隨者遍布海內外。如果慈濟助人救人的方式，不科學、沒效率，為何每當有民眾陷於災難時，第一時間想到的還是慈濟的力量、慈濟的溫暖？

身為臺中慈濟醫院的院長，簡守信見證了不同面相的慈濟志工與良能。

當地、水、火、風成災，慈濟人的身影總是第一個出現；不只帶來熱食、醫藥以及溫馨的鼓舞，也在一次又一次的學習成長中，研發可以供救難人員使用的種種科技發明。

而有感於證嚴上人的慈悲，簡守信本身除了身體力行慈濟大愛的理念外，因緣際會地，他在大愛電視臺所主持的〈大愛醫生館〉節目，播出至今將近五千集，已經成為慈濟的另一則傳奇。

無私無求，不忘初衷，這是慈濟帶給臺灣社會的感動。

第八章　災難過後

天地不仁，以萬物為芻狗。

歷史上，每當重大天災發生，像是黃河潰堤、長年乾旱、或者蝗災肆虐，災後大地一片悽慘狼藉，人民欲哭無淚，總有人哭喊：「老天爺啊！你這是要亡我們嗎？」

時序來到現代，科技文明發達，人類都可以上到月球了。然而，這個世界依然天災不斷，甚至發生過去很少見過的災情。

只是，當災難發生時，不該再哭喊老天了；許多禍害，來自於人類自己。當人心越來越貪婪，對大自然予取予求，最後導致天地反撲，人類只有後果自負。

無論災害是怎麼引起的，每當臺灣有災變發生時，第一時間出現於現場的，往往就是慈濟志工團隊。

緊急應變，各地馳援

當災害發生，有人重傷命危，類似的緊急事件，不論是透過救護車、甚或直升機與救生艇，都要在第一時間將傷者送往醫院。

但是，許多天災造成的是大範圍的災情，成千上萬人陷入困頓；這時候，就要靠救災團隊及醫療團隊進駐。任務不僅是各項緊急醫療，也包括生活紓困；在缺水缺電的時候，就算一碗熱騰騰的泡麵，也能讓身心溫暖。

行醫三十多年來，簡守信經歷過臺灣各地大大小小的災害；只要規模較大者，如九二一大地震、納莉風災、高雄氣爆等，最早出現於災區的往往都是慈濟團隊。彷彿是一種安心指標，當陷入無助的人們看到慈濟人出現，倉皇的心便有了依靠。

許多時候，災區是很廣大的，例如二〇〇九年的莫拉克風災，從中臺灣到整個南部地區，哀鴻遍野；高雄甲仙小林村被滅村，全臺多個鄉鎮被淹在汙水裡。那時候，不只考驗著救災人員的熱誠，也考驗著救災者的智慧。

那年，簡守信仍在大林慈濟擔任院長，南部鄉親的安危，他們要往肩上扛。依據各方來的情報，嘉義本身就有一個位在民雄的社區嚴重受創，惡水淹至一層樓高；沿海的東石、布袋也淹水及腰，住民被水受困，需要馳援。

另外，考量當時各地的救災狀況，發現屏東地區人力較缺乏，也需派員協助。簡守信要以最快的時間做出判斷，分配人力前往民雄、沿海鄉鎮以及遠赴屏東支援；此外，還要提醒該帶什麼裝備？什麼物資？怎樣運送？都要預先準備好，不要匆匆趕去，卻要什麼沒什麼，造成熱心有餘卻幫不上忙的窘境。

累積了過往豐富的國內外災區關懷經驗，其實我們都已經知道，哪些是居民最需要的藥品；重大傷患則必須緊急送到當地醫院，這不是救援團隊的主要工作。對外地支援的團隊來說，常見的狀況都是各種小傷口；但因容易接觸髒水而受到感染，外用消毒藥物就要多多準備。還有蚊蟲咬傷，以及救災人員本身常見的在汙水裡泡太久，導致的皮膚過敏、搔癢等問題，要有專業人員協助施藥。

醫療專業人員在場很重要；因為，一般民眾甚至救災人員，可能缺乏正確的醫療觀念。例如，當手部擦傷，又接觸到髒水，此時有人以為該用優碘來消毒；可是，這種情況反而會讓皮膚更癢。

雖說是醫療團隊，但實際進駐後，醫療只占工作的一部分，更多時候要協助環境清理。畢竟，以公共衛生的角度來說，要防止災後各項傳染病爆發，關鍵的處置，就是在第一時間進行災區環境的整理與消毒。

醫療團隊必須「動靜皆宜」。如果有適當的地點，好比說平常作為鎮民交誼中心的大廟埕，就是可以設置義診的據點。但是，診治時間如何安排？以莫拉克風災為例，白天光線較亮，也都比較有精神時，多數民眾當然主要把時間花在家園清理上；這時候，與其配置大量人力在義診站卻等不到病人上門，還不如深入民間幫助清理。到了晚上，居民白天工作告一段落了，這時候就會陸陸續續有人前來義診點擦藥。另外，當一個地方水已退去，軍警救難人員也已經在各處幫忙，看起來沒什麼大問題時，便要依照實際情況做出應變，轉赴另一個更需要幫忙的村鎮。

各種醫療作業都有SOP，救援工作則不然，大部分都是靠臨場判斷；因為，世界上沒有一本手冊，能夠百分百因應不同的「現場」狀況。災變往往發生突然，在慈濟醫療團隊，每個人都已經養成一種工作默契，基本上就是哪邊缺人就自動有人填補，而沒有明確的任務編組。當有必要的時候，簡守信自己也會捲起袖子，踏進淹水區協助排水。

醫院與醫院間、以及與政府基層醫療體系之間，也都依照現場情況，緊密配合：當有急症時，應該送進哪家醫院？有傳染病徵兆時，該循怎樣的通報體系發布警訊？所謂亂中有序，彈性應變。

憑著多年的醫療經驗以及救災心得，如何因應已經內化為一種快速反應。就像在茫茫大海中該往哪個方向走，過去的經驗就如同船上的儀表板，心裡那個想要救人的聲納，自然會捕捉到有需求的訊號，然後義無反顧地向前行。

緊急醫療包

救難需要熱情，更需要經驗與智慧。

多年來的經驗，慈濟醫療團隊抵達災區後，自然而然可以在最短時間內找出最適當的義診點。比方說，大雨依然滂沱的災區，醫療桌的擺放點，會選在就算水位再上升也不擔心被淹到的高點；而運送物資的貨車，也會考量到將行駛於在淹水的區域，因此底盤都會比較高。

在某些重大災害後，慈濟人隨身攜帶的物品中，還有一個醫藥包。

這也是慈濟基金會多年來救災發展出的智慧。淹水過後，許多民眾家中的常備藥品往往付諸東流；若要醫療團隊一戶一戶地去看診治療，成千上萬人位於廣大的災區，便無法充分發揮看診效率。倒不如將民眾災後所需的醫藥用品，集中在一個包包裡，並且附上簡單明瞭的說明手冊；這樣子的醫藥包，送到有需要的家庭，遇上輕症、外傷的民眾，就可以即時自我照護。

也因此，這樣的醫藥包裡，供應的是因應一般災區比較需要、簡單而實用的藥品。也許一般家庭本來就會準備，不過，當災難來襲，停水停電，大家都一團亂時，無法兼顧所有，甚至早已忘記家中醫藥箱擺在哪裡；或是，找到醫藥箱後一打開，不是藥品過期就是東缺西缺的。

此時，慈濟人涉水而來，及時送上這樣的醫藥包，裡頭有棉花棒、紗布、簡單的生理食鹽水等。

說起醫藥包，別以為在慈濟醫院有大量庫存，只要遇到災變，從倉庫取出就好。因為每項藥品都有有效期限，而且這些藥品平日在醫院都有用途，不可能將它們擺在倉庫放到過期。所以，實際的作法是，這些醫療箱都是出發前一、兩天內，集合醫護人員及志工共同準備的；藥品都是最新的，說明書也都是最新版的。

當天地風雲變色，許多民眾看著越來越高的水位，整晚擔憂得睡不著。他們並不孤單；同一時間，許多慈濟志工們徹夜關注災情；天還未亮，他們就開始張羅熱食、打包一箱箱的醫療物資，準備送往需要的民眾家裡。

勘災回來，簡守信發現民眾家園復建之路漫長，需要醫療團隊強而有力的支援與陪伴；他覺得人員該準備待命，向有需要救援的地方出發。

那時，夜已深，狂風暴雨還正呼嘯著。

簡守信套上醫師袍，轉過身，走下樓去；那兒，一整個團隊的熱情，正準備溫暖這個風雨夜。

乘著推土機送救援

那是災區的一幕特別景象，幾個鬢髮有些斑白的人，身上橫七豎八地背著一堆醫療包，走在泥濘不堪的路上，要彼此攙扶、以免跌倒。前面有個人透過廣播，問哪戶有需要醫藥包的，可以打開窗子揮揮手；然後醫療人員會走上前去，一邊遞上醫藥包、一邊仔細吩咐該怎麼使用。

那幾位鬢髮斑白者之中，有一位是年逾六旬的慈濟醫療志業執行長林俊龍，在他旁邊的則是簡守信。

來到另一個場景，可以看到，原本某個商場的戶外廣場，如今已經變成水鄉澤國，一輛巨型推土車正開在上面。它要前去施工？或是清理泥沙？仔細一看，可以看到在推土機高高舉起的推斗上正站著兩個人，同樣也是渾身背滿醫藥包。原來，因為淤泥太深，人員無法渡過；但救人的事不能拖延啊！怎麼辦？

原本在一旁準備施工的推土車司機，一聽是慈濟的醫師要前往救災，便直接「獻策」。

「我們這部車引擎位置挺高又有防護，不擔心這片水；要不，我們就載你們過去？」

於是，就出現了推土機運送慈濟醫師「跨水救人」的奇景。

其實，這種大型機具不僅可以用在跨水，還有一個很重要的功用，就是「登高」。以莫拉克風災來說，很多災區都已經淹到一樓了，樓上的人等於受困孤島；除非潛水游泳，否則不能出入。這時候，唯一的對外「窗口」就是二樓的窗口。若求援的人是住在三樓以上，就必須靠機具才能傳遞。當然，如果水已經淹那麼高了，連巨型機具車也派不上用場，就只能靠快艇了。無論如何，慈濟醫療團隊聞聲救苦，使命必達，務必要將物資送到有需要的地方。

提到物資，除了醫藥包外，有一項更貼切的需求，那就是便當了。醫藥包，有一定的需求；便當，則是「人人」有需求。

莫拉克風災當時風雨很大，即便暴風圈已經逐漸離開，帶來的外圍環流雨量，卻正要開始肆虐。

所謂防災，絕對不是災變發生後再來面對；最好是料敵機先，在災情尚未發生前就已經預估會有怎樣的情況發生。

二〇〇九年八月九日，簡守信看著窗外的大雨滂沱，依照過往經驗，知道這雨不可小覷。

於是，正式啟動救援機制，準備「戰鬥便當」。

感恩那熱騰騰的溫暖

所謂「戰鬥便當」，當然不會是山珍海味。因為由慈濟廚房製作，所以一定是素食便當；但肯定營養足夠，並且包含著人間溫馨的關愛。

那天清晨兩、三點，大雨一直下，其實嘉義尚未傳出災情；但眼看河堤水位暴漲，在大林慈濟醫院的中央大廚裡早擠滿了志工。她們多數是上了年紀的婆婆媽媽，原本可以在家含飴弄孫，夜裡早點上床休息，卻選擇在風雨交加的凌晨，趕赴慈濟院區；大夥擠在一起分工合作，只是為了某位不知名的陌生人準備便當。

如同簡守信與志工們預見的，依照當時的雨量，到了白天，嘉義幾個地方已經發生嚴重淹水問題。

以慈濟醫院有限的人力，一夜間也無力照料整個嘉義縣；但是，至少針對左近的低窪地區，絕對是可以伸出援手的。

清晨，在眾志工們，分佐料、炒米粉、細心分裝後，便當熱騰騰地被送上物資救援車，慈濟醫療團隊及志工們出發前往災區。

如同預料，因為淹水，許多民眾受困在二樓，只能無助地等待救援。當他們在陽臺上，遠遠地看見慈濟人穿著雨衣、冒著大雨，送熱騰騰的便當過來，一位帶著小孩的媽媽不禁哭了。

「謝謝！謝謝！我還擔心小孩今天沒東西吃怎麼辦？真的感謝你們……」

為災民送上的便當，是用可以重複使用的環保餐盒，而非常見的保麗龍或一次性紙容器；即便是救災救人，也不能輕忽了環保及愛惜物力的重要。民眾吃著溫暖的便當，想必也會留意到這一點，便間接傳達了慈濟向來強調的愛惜物力、用心環保的理念。

在分發的過程中，志工也會貼心地問一聲「你們有需要筷子嗎？」通常，每戶人家都會自備筷子，慈濟人便只送出便當、不附筷子，這樣也對環保盡了一份心。每次災後的另一大問題，就是大批的垃圾，及可能產生的傳染病憂慮；少一雙筷子，就少一件垃圾。雖是小事，積累小事也會有大用。

提起救災，為什麼許多人第一個聯想到慈濟？這無關宗教，而是長期以來，慈濟人的付出感動了眾人的緣故。試想，每當發生災害，在孤苦無助時，往往那一天第一口吃到的熱食，就是慈濟人送來的；那暖心的薑湯，也是慈濟人熬煮的。而且，伴隨著物資遞送，還有著誠意、溫暖的關懷：「你要保重」、「辛苦你了！我們會陪伴你一起走這段路……」

有需要幫助的地方就有慈濟人，總是陪伴在民眾身邊。就算坊間有人並不理解，但實務上，慈濟人就是用心關懷，總是走在最前、做到最後，感動著第一線的受災民眾。

就這樣，一次又一次地，慈濟人出現在不同的城鎮。

其他醫療體系很難想像，以為所有慈濟馳援的醫療工作有著什麼完備編制組織。其實，災變是突發意外，救援團隊的組成都來自臨機應變；到達現場時，主要是「打游擊戰」的思維；即便如此，背後卻又有一定的戰略，就是來自多年的救災經驗。這樣的經驗，除了慈濟醫院，其他醫療體系或許較少機會能累積。

災難終將過去，淹水的泥濘，假以時日，也會再度化為光鮮的街容。

但是，那曾經在最苦難時刻伸出的援手，常在民眾心中。

那是人們善念種子深植的時刻；日後開枝散葉，形成愛的循環。

簡院長的感觸

感恩在地的力量。

無論是在國內還是海外，我們真的要非常感謝慈濟志工的幫忙。

由於證嚴上人的感召，如今在臺灣，慈濟人遍布每個鄉鎮。這些師兄姊們，平時是深入各社區扶貧救苦的天使；在急難時，不但是傳遞救難需求情資的第一線管道，更群集成一股救人的力道，所到之處皆發揮正能量，膚慰著受苦鄉親。

老實說，醫師們每天在醫院裡診治病人、安撫家屬以及整理病歷等，無法有很多時間去了解民情；感恩這些志工們的協助，因為他們，後續的往診以及醫病關懷，才變為可能。

不只感恩慈濟，也要感恩各界。

說起善的力量，我要真誠地說，臺灣不只有慈濟，包括許多宗教團體、軍警單位，民間社區也有很多善的力量。不只慈濟人在為民眾付出，也要感恩臺灣這充滿美善的所在。

記得莫拉克風災時，許多北部人冒著風雨帶著物資要去南部馳援，最快的方法是搭高鐵；於是，高鐵就直接安排免費救災專車，只要持有簡單證明，表明自己是去南部救災，當天搭乘往返都一律免費。

這雖是小事，仍讓我感受到人間處處有溫暖。因為有著這般善的力量，臺灣人絕對是幸福的。

第九章　大愛醫生館

二〇一四年，臺灣電視史上一項新紀錄：一個以醫療為主題的知性節目，獲頒金鐘獎最佳教育文化節目主持人獎；得獎者不是專業主持人，而是一位專業醫師。

他一個人主持節目，一個人蒐集題材，一個人規畫螢幕呈現方式，一個人安排每集的講演內容；身為醫院院長，這些事都是在他日理萬機之餘，抓空檔自力完成。做出來的節目廣受好評，一播就是十七年，至今已播出超過四千集，仍持續在大愛電視臺播放中。

這個節目就是〈大愛醫生館〉，主持人就是簡守信。

製作一個優質的醫療節目

可說是因緣巧合，也能說是緣分具足。

二〇〇一年，那時簡守信在嘉義大林慈濟醫院擔任副院長。就在即將迎接八月院慶的時候，當時的大愛電視臺總監姚仁祿前來拜訪簡守信，和他談起想要製作一個醫療知性節目的事。

為何說是因緣巧合？到那年為止，行醫已經將近二十年的簡守信，歷練過花蓮慈院以及大林慈院，看過許多偏鄉居民對各種公共衛生觀念認識不足，時常抱持著錯誤的醫療認知，因此造成很多遺憾發生。看多了這類案例，他原本內心就在想，該用什麼方式，可以傳達正確的醫療知識，又不會讓民眾覺得內容太教條、太生硬呢？

這時，姚總監的到訪，兩人的理念一拍即合。

為何說是緣分具足？當簡守信聽到大愛電視臺想要拍攝一個這樣的節目，他心中卻沒有訝異，沒有什麼必須深思熟慮該怎麼做的躑躅；因為，他已經了然於胸，腦海原本就有無數的腳本，無數想要傳達給民眾的訊息在馳騁。只因媒體領域不是他的專業，也不是他醫療專業所能著力的所在；因此，想歸想，但身為醫者畢竟不是傳播從業人員，所以從來沒有機會落實。然而，當大愛電視臺與慈濟醫院結合的那一刻起，一個風格清新的醫療衛教節目誕生了。

〈大愛醫生館〉製作的初心，就只是一分善念，或者說是身為醫者想與民眾交流的方式；當時如此，到現在也仍是如此。我從來沒想過這節目可以帶來什麼知名度、什麼榮耀，或是為個人加分之類的事；初心很單純，就是應姚總監提出的需求，我也認可這樣的需求，就這樣一集一集地做起來。

關於醫療性質的節目，包含簡守信以及大愛電視臺的相關製作人員，當然也對臺灣以及其他各國的類似節目下了一番工夫。

實際上，直到今天，不論在臺灣或是其他國家，沒有一個以醫學為主題的節目可以做到既專業又親民。基本上，這類節目有兩種模式。第一種就是硬梆梆的醫學知識，類似CNN的專題介紹；這類的節目可以提供部分觀眾知性的洗禮，對一般民眾來說卻有學習難度，不是能闔家共賞的節目。另一種則是很常見的，結合綜藝與談話性節目的方式；這類節目主要是想讓一般家庭茶餘飯後可以輕鬆觀賞，但經常流於以談話娛樂為主，醫療保健知識則不是重點。

鑑往知來，簡守信所要做的新節目既不要太過嚴肅，又要抓住基本專業；同時也要顧及收視群眾，不僅是知性取向的觀眾，連老弱婦孺也要能夠很清楚地吸收節目所傳達的知識。

依照當時姚總監的初步構想，新節目的性質像是圍爐夜話：一位醫師在忙碌了一天後，跟觀眾聊聊所見所聞，但談話中又要能傳達各類醫療知識；也可以在談話間談談醫護人員的甘苦，或是問診及手術過程所遭遇的點點滴滴等。

基本上還是不脫名人談話，加上滿足民眾好奇的醫院內幕等性質；只不過，實際的闡述，當然要以正向、能啟迪人心為主。畢竟，沒有好奇怎會有收視？如何既刺激民眾不想轉臺、願意繼續看下去，又讓節目具備一定的深度，這中間的拿捏，是製播及主持雙方都要花心思摸索的問題。

實際上，主要的挑戰還是落在簡守信身上。

事實證明，他正是主持這類醫療節目的最佳人選；他不但做到了，並且把節目做成一個長青的典範。

〈大愛醫生館〉，長年累月、一點一滴地為社會注入正能量。

如何誕生一個節目

放眼臺灣電視史，真正長青、真正深入民間、真正成為媒體標竿的節目有幾個呢？

除了新聞節目外，最長壽的節目首推〈五燈獎〉，綜藝節目〈娛樂百分百〉也超過二十年；除此之外，目前還沒有節目超過二十年的，都沒有〈大愛醫生館〉歷史悠久。

更重要的，許多綜藝或談話類型節目，經過時光變遷，主持團隊都難免有所更替；可是，〈大愛醫生館〉從開播到現在，都由簡守信主持。他的形象有別於一般娛樂談笑的主持人，說些過後即忘的茶餘飯後消遣話題；他的節目帶來豐富的醫療知識及觀念，每一分鐘都帶給人們影響。

當然，對簡守信來說，節目的製作本來就不是為了和誰比較，當初也沒預設立場，像是預計播幾集、多少收視率，就只是堅持著去做他認為該做的事情。

我當初想透過節目傳達的意思很簡單。如果只是在診間對著一個個民

眾，苦口婆心地去宣導衛教觀念，影響終究有限；若能每天透過十分鐘的節目，每集一個主題，把一個正確的觀念傳遞出去，每集只要有一千個人看了，就等於我一次把觀念傳達給一千人。透過清楚的圖片表達，加上深入淺出的詮釋，讓觀眾們學到之後，落實在生活中，進而影響家人以及親友。只要能做到這樣，就等於用最有效率的方式，引領民眾建立起正確的醫療觀念，也大幅提升醫病關係。只要能帶來影響力，就算一次只教導了一百人，也是散播了正向的種子。

這般不計收視率的節目，卻受到專業肯定。〈大愛醫生館〉不只一次入圍金鐘獎；二〇〇五年，簡守信也入圍主持人獎。當年，他本來有機會走星光大道；他卻捨棄可以在鎂光燈下接受喝采的榮耀，選擇率領醫療團隊遠赴巴基斯坦賑災義診。

回國後，當他與家人聊到在巴基斯坦看到的人間慘況，不禁語帶哽咽；提起個人入圍金鐘獎這件事，卻只是輕輕帶過……

被記者訪問時，他表示：「以一個醫生的身分主持節目，能夠入圍已出乎意料。只是，頒獎當時他人在巴基斯坦，看到那麼多災民連生存都有困難，金鐘獎便顯得微不足道了！」

甚至，在頒獎典禮那天，他收到兒子來的簡訊，當下竟然哭了。原因不是沒有得獎，而是身在巴基斯坦的他，看到當地的小孩連基本生活都有困難，自己的孩子卻能在臺灣安心地看電視，讓他心中很有感觸，所以不禁潸然落淚。

由此可見，主持〈大愛醫生館〉對簡守信來說，真的只是為了讓民眾得以親近醫學、了解醫學。

後來，當大愛電視臺給他看了具第三方公信力的收視率調查數據，著實令人感到驚訝；沒想到，每集只有短短十分鐘、且主題相對較為沉悶的醫療節目，收視率推算下來，竟高達幾十萬人在同時收看。

民眾應該很難想像，這個節目的製作，背後是如此克難。實際上，除了後製部分由電視臺負責外，在節目內容的呈現，以及主持，都由簡守信一個人負責。他沒有耗費醫院的任何額外人力，從主題企畫、素材蒐羅，乃至整理歸檔等，連祕書都沒勞煩到，更別說是請助理或工讀生來參與了。

倒也不是說想省經費，或者缺少資源，而是實際製作時，只有自己最了解對於節目內容的構想，所有的素材——像是如何將藝術與醫療結合，也只有我比較清楚。我的主業是醫師不是媒體人，若要依照製作單位規畫好的內容照本宣科，這反倒不是我的風格，也無法做到自然與親民。

的確，又有誰比簡守信自己還能抓住〈大愛醫生館〉想要表達的思維呢？因為，他長年在第一線和患者互動，知道民眾對什麼資訊有錯誤認知，以及民眾最想了解哪方面的知識。此外，他也知道，談話間用上醫學術語，不僅銀髮族朋友聽不懂，就算一般大學程度的年輕人，提及專業艱澀的醫療觀念，也很難吸收。因此，該如何拿捏主持的方式，連他自己都要多方嘗試，用心體會。

最初的一個星期，採取現場直播的方式，位在臺北的大愛電視製作中心和位在大林慈濟醫院的主持現場連線，事前需要簡單的溝通，了解今天的主題。之後，簡守信決定自己來控制主持節奏；從那時開始，就由他一個人負責全部內容，電視臺人員只負責拍攝及播放。

到二〇一八年的今天，一週播五集，已經超過十七年。

創造令人獲益良多的十分鐘

十分鐘，可以做些什麼事呢？

以一個節目來說，十分鐘可以表達多少內容？

十分鐘，可能是綜藝節目裡一個橋段的主題長度；十分鐘，可能是談話節目中兩個名嘴就某個主題辯論的長度；十分鐘，更可能是八點檔連續劇裡一段勾心鬥角、你爭我奪的緊張戲碼。

用心規畫的十分鐘，每天變換主題，如此持續四千多集，無須吸睛的譁眾取寵、而被金鐘獎項肯定的節目，正是〈大愛醫生館〉。

如同簡守信在領獎時的致詞感言：

我不是媒體圈內的人，而是個外科醫師，只是希望把臺灣的衛生教育更往上提升，所以跟媒體做個結合。

他念茲在茲的，是如何讓這十分鐘既有內容，又要「能被民眾真正接受」，也因此他絞盡腦汁思考，什麼才是民眾「看得下去的內容」呢？如果講醫療術語太生硬，搭配繪畫是不是更能讓他們理解？如果解剖、用藥之類的畫面太過冰冷，若是結合詩詞意境，是否可以讓整個內容增加更多聯想以及接受度？

目前的主持方式，也是簡守信自己嘗試了幾次不同方法呈現後，才找出能讓民眾接納的最佳方式。這基於善念與體貼的構想，卻也成就了本節目的特色。

如同頒獎評審所讚譽的：該節目中有醫療、有畫作、還有詩詞，這一切都是為了讓電視機前的觀眾可以輕鬆地閱讀健康。

當然，更重要的是，要有一位具備公信力及親和力的醫者，一方面可以讓民眾信服，另一方面也可以把那些非醫療領域的專業和醫療術語充分結合。這不是靠念稿就可以做到，更非憑想像便能在螢幕上游刃有餘的。

他也因此得到最佳主持人獎。

所謂「節目中有醫療、有畫作、還有詩詞」具體來說，這些是怎樣結合在一起的呢？

從中就可以看出簡守信的用心，這樣的用心還持續了十七年！事實上，早在有這個節目前，他便已經博覽群籍，也經常在公忙之餘，參訪美術館、博物館或各類藝術殿堂；在那時候，他就已經留意到，很多畫作本身就是歷史的記錄。

例如，從一幅莫內的畫作，或者梵谷的作品，都可以看出那個時代的背景，包括民眾穿著、生活環境，從中也會找到和醫學相關的元素，而且絕非刻意扯上關係。如果我舉證的例子太過牽強，觀眾必然會感受到，也不可能讓節目製作到四、五千集。實務上，所舉的例子必須要讓觀眾也心有戚戚焉；因為感同身受，進而聯想到醫療相關資訊，這樣才能真正吸收。

有一次，我介紹一幅描繪法國國慶的油畫。明明主題是旗海飛揚，藍白紅三色國旗也很繽紛絢爛，但街道上卻一片淒清；如果把畫作拉近，還會看到一些不協調的部分；這絕非畫家有所疏漏，而是畫家刻意要去呈現的對比。相對於國家想要展現喜慶的感覺，街道的人情卻很冷漠；仔細一看，路旁的行人裡，竟有一位拄著拐杖、蹣跚而行的截肢病人。

看到這裡，民眾恍然大悟；原來，這幅畫其實想呈現的是戰爭的殘酷，要諷刺的是英雄主義背後，其實有多少人因而流離失所，身心受到永久傷害。

如果沒有經過簡守信這樣的說明，一般人看畫可能還不會看得那麼仔細。他為了凸顯某幅畫的意義，還會刻意把畫的局部放大，讓觀眾清楚看見這幅畫另一個層面的意義。

以節目內容來說，這樣的主題凸顯後，可能接著談醫療背後的社會環境，或者探討某個病症若不好好醫治所可能產生的後果。

觀眾在知道簡守信用心良苦之餘，也不得不佩服他的學識淵博，且懂得旁徵博引，能以醫師的角度，為民眾開啟另一扇知識之窗。

精彩內容來自平日用心體會

同樣的內容，可以呈現的方法很多。

最簡單的方式，可以直接談話，頂多搭配一個大看板，讓字體大些。比較用心的可以做個投影片，邊講邊跳換不同頁面，上面可能有些統計數據，或者放幾張網路上抓來的圖。

然而，簡守信不只就事論事，也不消費病例；講解錯誤醫療觀念可能帶來的身體傷害時，他引用的畫作圖片，可能是他親自在美國大都會博物館拍攝的。這些圖片，都是他經年累月所累積下來的檔案；大多是把握出差或海外醫學會等空檔，自己去博物館、美術館等地取材。

在醫學院本身的培訓裡，其實並沒有特別安排公眾演說或教育演講訓練。簡守信的表達方式，主要受到所看過的醫療節目影響，例如少年時期看過的〈杏林春暖〉等節目：為何明明是嚴肅的醫療主題，卻能讓民眾目不轉睛地看下去？那是因為，節目是以故事性來呈現。

同樣地，〈大愛醫生館〉要讓觀影族群更能吸收，也要以故事性方式表現；因此，要講一個題材，最好就搭配一個案例。

有些主題，例如復健的正確方式，便會搭配復健影片；或者怎樣吃最健康，要呈現的便是食物。這些比較屬於通識，不需要以醫療案例呈現；此外，〈大愛醫生館〉的節目百分之九十以上，都選擇案例方式呈現。

案例有兩大類，一種是實務案例。好比說，講述傷口若不好好處理，可能會帶來怎樣的發炎反應，影響預後；與其講一堆理論，不若一張照片可以表達得更具體。另一種則是參考案例，也就是透過畫作或藝術品來說明。

例如，從世界名畫〈拾穗〉裡可以看到農民的生活樣貌，也可以看到她們因為長期採用彎腰姿勢所可能帶來的病症。從孟克的〈吶喊〉可以探討精神官能病症，以及當認知失調時可以感受到身邊的動盪飄浮印象等。

如果有心，其實「一沙一世界」，一幅畫當然也可以看到百千種風景，對簡守信來說，他蒐集的每幅畫都很珍貴，也都不只可以用在一個地方。好比梵谷的〈星空〉，除了感知那種藝術之美、看到那個年代的背景，還能從另一個角度了解精神官能症眼中的世界。

看畫作，要有一種基本省思：所謂藝術，終究脫離不了時代的影響。如同醫療不是高高在上的菁英分子專業，藝術也應該不與時代脫節，可以呈現不同社會樣貌的媒介。就因為如此，二者絕對可以相關聯。

簡守信認為，談一幅畫，若是走馬看花，那就像是去風景區拍個照，表示「到此一遊」一般，那樣沒有意義。如果要讓賞畫有具體的意涵，就需要透過心靈。同樣地，醫療也是如此。

看到有人長年膝蓋疼痛，醫師想的不應該只是關節炎以及相關的神經筋肉傷痛問題；也要想到，這人為何會長年膝蓋疼痛？是否是職業病帶來的不正常姿勢？還是曾經撞擊過、舊傷沒處理好？

電視前的民眾，簡守信無法一一去協助檢視他們身上的問題；透過節目，可以傳遞的就是「如何自助」的概念。

例如，看到一幅畫，畫中時代民生凋敝、生活疾苦，民眾穿的鞋子也很克難而不合腳；這可以聯想到，只因穿著不合適的鞋，長期下來會影響到的不只是腳痛，甚至連帶影響到脊椎骨。

有人以為，他那麼厲害，總是可以旁徵博引，讓一個醫療案例更生動，大概要花好幾個小時做很多功課，或許有一張密密麻麻的表單，已經設定好某張畫該搭配哪個病症，某個作品要被定名為怎樣的醫療主題吧？

實際上不是這麼回事，簡守信要關心超過一千八百位醫護人員，有門診、手術等臨床業務，還要外出往診、參與學術會議、經常赴海外義診，並且負責醫院的經營管理與醫療技術提升等。這樣的他，絕無法為了製作電視節目，每集花很多功夫去企畫與彩排。

每一次的節目，都來自於他在醫學領域多年薰陶的直覺反應，能在每次賞畫時，立即發現哪些素材可以用。也可以針對時事，好比說霧霾肆虐這類民眾關心的時事話題，要如何清楚在電視上呈現呢？腦海中要迅速找到可以引用的素材，然後節目上場時，就能侃侃而談這些民眾關心的議題。

〈大愛醫生館〉持續獲得好評，持續往五千集邁進。努力是必然的；更重要的，因為背後有著人醫之心。心念所至，感動自然隨後就到。

簡院長的感觸

醫療也是一種藝術。

醫療為什麼是藝術？

想想看，同樣一種藥，如果透過不同醫師開，有沒有可能效果不同？答案是肯定的。研究指出，同樣的藥，由不同醫生下處方，影響結果會不同，甚至可能差距很大；有的病人很快就好了，有的病人卻久病難癒。這背後就是所謂「醫療的藝術」。

當一個病人很信任醫師，醫病互動良好，吃藥的效果肯定會更好。對治療的信心影響了醫囑遵從性，心理層面也會牽動身體自癒力；如果病人吃藥時抱著莫大懷疑，病況也比較難好。這不是理論，而是實務上的鐵證。醫療真的是一種藝術，一種醫病關係間的藝術。

看藝術作品不只是休閒，其實也是一種生命學習。

現代人對於藝術本來就接觸得比較少。有些人誤以為，去美術館之類的地方，只是「附庸風雅」；其實，有著「走馬看花」心態的人才是如此。真正用心觀賞藝術的人，可以「以古視今」。

比方說，看到戰爭帶來的悽慘景象，然後想想，幾百年前人類犯的錯，到今天是否能夠避免？由另一種角度思維，看到中世紀的油畫裡，人們衣衫襤褸、表情哀戚，然後想到：現代的自己雖然不算富裕，但至少衣食無缺，走在路上也不用擔心被執政者強制徵兵；想到這裡，就應該讓人懂得惜福。

欣賞藝術是一種學習，不是要去鑽研某幅畫是哪個畫家於幾世紀所創作，採用哪種畫風，這是美術、藝術系學生要懂的事；一般人則要懂得用「心」賞畫。

其實，不只賞畫如此；人生許多事，也是如此。

肆

從臺灣走向世界

在這塊土地上，不論任何世代，總有人會說：「立足臺灣，放眼世界。」

然而，什麼是放眼世界呢？

趁著年假，安排個一星期出國，今年去一趟東南亞，明年改飛歐洲，可以增廣見聞，還可以在臉書上打卡。這樣，算不算放眼世界？

也許，大家都該「真正」深入這個世界去看看；最好不只是看看，而是真的和那些受苦受難的人在一起。當你看到他們有一捧淨水就珍惜著飲用，你還會經常浪費食物及用水嗎？當你看到災後的民眾，有塊可以遮風蔽雨的板子就心滿意足，擁有一個甜蜜、潔淨小窩的你，那些關於房子不夠寬敞的抱怨，或許就會消失了……

真正走向世界，將會看到自己的不足，看到自己的卑微，看到許多讓自己自慚形穢的種種。然後，方覺諸般前非，而珍惜自己發揮良能的機會。

簡守信院長多年來遠赴異國參與賑災及義診，他的海外經驗豐富，足以出版一系列大書。擷取幾個片段，透過他的眼睛，引領我們「看看別人，想想自己」。

第十章　愛心無國界

對每個人來說，第一次總是最難忘的。

而對簡守信來說，他當然也有許多的「第一次」；比較特別的是，他的許多第一次，也同時是慈濟醫療史上的第一次，甚至是在地醫療史上的第一次。

光在花東地區，簡守信就已經主導或參予許多首次的醫病成功案例，特別是外科領域上的諸多手術，還有燒燙傷中心、整形外科醫師訓練中心的建立等。他的這些「第一次」，也造福了在地人的健康與幸福。

當然，對簡守信來說，每次的醫病關係，都是救民所苦的付出，他根本沒去計算第一次或第幾次；在他心中，只有想到如何幫助更多人。也就是在這樣的心境下，他想放眼世界，讓醫療的愛心擴及更遠的地方。

沙漠旁的省思

醫療無國界，愛心零時差。

一九八六年，簡守信第一次有機會參與海外醫療，擔任支援醫師的角色，地點是在沙烏地阿拉伯。當年雙方仍有邦交，以臺大醫院為主所組成的中沙醫療團，算是外交活動的一環。

那時簡守信尚未升任主治醫師，也還未和證嚴法師見過面。同年，慈濟醫院在花蓮正式啟業，他則站在遙遠的沙漠邊緣，震懾於大自然的壯闊。

第一次走出白色巨塔，親眼看見另一種不同於冷氣房的醫療風貌，讓他懷抱了「天地契闊，醫者之心應該更加遼闊」的胸襟；也為兩年後他毅然決然選擇走出繁華都會、深入偏鄉的抉擇，埋下了伏筆。

> 當年，我在臺大擔任住院總醫師，在院所裡遇到任何問題，還是有師長及前輩可以請益學習。但是，遠赴沙烏地阿拉伯，人生地不熟，我擔任的卻是主治醫師，必須要獨當一面。
>
> 那是種壓力，也是種成長激勵。我要學著扛起責任，面對種種海外醫療的不便，包括語言隔閡，以及在民俗風情不同的環境下如何適應。

在地原本就有一位整形外科醫師，但顯然人力太單薄；於是，由臺大跨海支援一位，簡守信因此有這機會赴海外行醫。同行的包含其他科室的醫師共二十幾位，整形外科領域則只有他一人。

帶著一絲絲興奮以及無可避免的緊張，簡守信偕妻子以及五歲的長子遠赴異地；至於才三歲的次子，則留在臺灣由爸媽照顧。

由於宗教與文化差異，阿拉伯國家對女性有嚴格的規範；他的妻子，在這樣的環境下，也只能入境隨俗、深入簡出，連出外買個東西，也必須有他陪著才能出入公共場所。

此外，在不同的場合，食衣住行都要遵守阿拉伯人的禮節；就算是海外來的醫師，也不能以不懂民情為理由，有所造次。

從前在書本裡讀過，中東地區有嚴格的男女戒律，那時只是當作一種知識；當你人就處在中東，那種感覺是截然不同的，很多事讓人感到訝異；但你要告訴自己，身處他鄉不要大驚小怪。好比說，有女性患者來就診時，即使醫師要問診，病人臉上仍需罩著面紗；整個醫療過程，這面紗都不能取下；除非傷口發生在臉上，否則絕不能妄自觀看女性病患的面容。若觸碰禁忌，輕則讓病患家人驚惶失措，重則引起軒然大波。

在沙烏地阿拉伯義診服務整整一年，讓簡守信體悟很多——

人們往往會對事物有種既定的偏見；例如，提起中東就會想起戰亂，提到中東人，就會聯想到恐怖分子。實際上，各個國家都有各式各樣的人，不能因為出現過某國的恐怖分子，就認定整個國家的人都是恐怖分子。在沙烏地阿拉伯義診的那一年，我感覺到，這些人都是很單純的平凡人。

破除無謂的偏見，回歸到原始的醫病關係，每個人就只是醫者要關懷的病患。

在海外，團隊合作很重要，一個病人可能合併有不同的狀況，並非單靠一個醫師就能處理，這時候就要聯合問診；不同國家的醫療團隊，此時真正地破除國界，以病人的利益為最大公約數，在這種情況下更覺溝通的重要。

在海外，也經常看到臺灣看不到的病例。比方說包生條蟲症，在臺灣並未見過，在當地卻有不少；那是因為，遊牧民族的飲食習慣以及在地衛生環境，讓包生條蟲有機會感染繁殖。第一次面對這樣的病例，感覺上有些驚心動魄；那萬蟲鑽動的場面，簡守信覺得就好像看外星科幻片般驚悚。但是，久而久之見多了之後，也就習以為常，這也培養了他的膽識。

每當診治告一段落，好不容易有段空檔，簡守信喜歡四處走走。當他站在一望無際的沙漠中，親眼看到瞬息萬變的沙地風貌，還有晨昏時那令人讚歎的絢麗色彩，覺得人類真的非常渺小，宇宙的奧祕實超越凡人想像。

處在異鄉時，內心的藩籬也會撤除，回歸人與人間的坦然接觸。回教徒其實非常好客，那是長期在艱困環境下養成的文化風俗；在那種地方，一定要彼此幫忙才能生存。面對陌生人，他們絕不會關門拒絕；當沙塵來襲，他們不可能讓任何人束手待斃，而會伸出援手，邀你進帳棚共飲暖暖的奶茶。

經歷過這樣的海外洗禮，簡守信整個人有種脫胎換骨的感覺；在他心中，對醫者已有不同的定義。

兩年後，他就離開臺大，加入花蓮慈濟醫院。

向海外伸出援手

從正式加入慈濟醫療團隊開始，簡守信三十年來參與過國內外諸多的救難和義診。不論是臺灣的九二一大地震、納莉颱風風災，抑或海外的四川汶川地震、尼泊爾地震，哪裡有需要醫療救助，他就主動申請要前往災區。至於海外義診，偏遠國度的醫療支援，連一些人們避之唯恐不及的高風險區域，例如戰事頻仍的中東、或是災後疫情燎原的國度，都看得到簡守信與慈濟人大愛無畏的足跡。

他可能是全臺灣參與海外醫療援助次數最多，同時也是去過最多受災國家的醫院院長；而在同此同時，他對臺灣本土的付出，更是不計其數。不僅如此，他還安排海外孤苦無助者來臺就診，接受臺灣醫療的精湛與愛心。

二〇〇一年，簡守信時任大林慈濟醫院副院長，他輾轉收到由越南慈濟志工傳來的訊息：有一個十二歲的越南少年，雙腿嚴重受傷感染，在當地已經被告知要被截肢了，隨文並附上了照片，那是一個看起來異常瘦小、正在地上爬行的小孩。志工們請教簡副院長，是否願意診治這個案例？若是可以，相關的交通費用則由越南志工代為籌措。

就這樣，大林慈院迎來這位越南少年。實際看到這少年，只見他的傷勢的確嚴重，無怪乎越南當地醫師說要截肢；但是，如果他被截肢，身處在那樣經濟落後的地區，這孩子的一生可以說幾乎看不到未來了。

孩子四歲時，於一場大火中雙腿被燒燙傷。在當地醫療資源缺乏情況下，原本經過適當處置便可治癒的燒燙傷，卻沒能好好醫治，雙腿傷口反覆潰爛感染，造成疤痕嚴重攣縮，關節也被肌肉拉緊而無法動彈，必須在地上爬行才能行進，使得傷口加重病菌感染；幾年下來，兩條腿看起來慘不忍睹之餘，似乎也已回天乏術。

大處著眼，小處著手。這個看似難以處理的個案，卻在簡守信眼中看到了化解的關鍵。首先，找出問題的根源——在於雙腿攣縮，以及傷口未曾好好處置，難以癒合，而這兩件事又息息相關，彼此變成負循環。處理的方式，除了清創之外，要切開沾黏攣縮的組織，並且進行植皮手術；切開之後，關節放鬆，少年就可以行走了。

手術完成後，要仔細照護傷口。年輕人本就復原力較好，經過簡醫師適當處置後，原先被認為要截肢的少年，後來已經可以正常行走。

對簡守信來說，這個案例在技術層次上不算非常難；讓他感受更深刻的，主要是在醫病過程中所得到的感動與感觸。

那孩子的媽媽每天背著孩子往返；她的身形瘦弱，任誰看來都覺得她應該背不動那孩子；但她總是表情堅毅，像是已經走過許多苦難，未來再多打擊也不怕的那種神情。

在治療過程中，植皮、換藥會帶來椎心刺骨的痛；看到孩子忍受痛苦的表情，媽媽也滿臉不捨，轉頭拭淚。但只要她站在孩子面前，就是一副堅強的樣子。

有一回在診治那孩子時，他欲言又止地告訴我：「醫師，可否也幫我媽媽看病？媽媽一直咳嗽，卻又不敢跟醫師講。」我們詢問他媽媽後得知，原來她感冒了，卻因覺得已經讓我們為她的孩子操心那麼多，實在不好意思再添麻煩，所以隱忍著身體不適不說。

長期以來，這些出身貧困的人們，彷彿人窮了，整個人也矮了一截，面對生活的苦，也只能默默地忍受命運的安排。要不是越南慈濟師兄姊的關懷網，他們可能一輩子都得不到任何關注；即便有幸來到臺灣就診，也都戰戰兢兢、小心翼翼，讓人看了格外不捨。

這件事除了讓簡守信感受到這世界還有太多角落的人們需要被關懷，同時也讓他再次地對慈濟人關懷的力量深深感動。

二〇〇一年時，越南仍是相當保守的共產國家，任何集會遊行都會受到當地政府的管制與關注，公益慈善團體也不例外。但是，就算在如此嚴格的條件下，慈濟愛的網絡依然可以廣被福澤，發揮在地的影響力；也因為他們的付出，改變了一個孩子原本要被截肢的命運。

簡院長的感觸

親眼看到，跟書本所見或聽聞所得，感受必定有不同。

我常鼓勵醫師們，有機會要多多參與往診；唯有真正到病患的居所或生活環境所在地，才能更加了解病人的處境。

以這個越南少年來說，透過慈濟師兄姊傳來的影像，已經可以看到少年的家狹小陰暗；不過，影像是影像，實際到訪的感受又不一樣了。當我後來真正進到少年的家裡，聞到那股潮溼的霉味，更能體會為何男孩的傷勢拖延那麼久還好不了。此外，在地巷弄狹窄、摩托車亂鑽、地上汙水及髒亂叢生，從這種種令人不適的環境，也能感受這家人生活的艱難，更能體諒病人的處境，共同尋思改善之道。

一位醫者在親自往診、看到病人的生活背景之後，再與病人及其家屬溝通，心境必然大不相同。

指責是容易的，但未必能公正評斷，也不能改變既成事實。人跟人之間的衝突對立，往往來自於無法設身處地站在對方的立場著想；試著去理解事實背後的原因、感受彼此的立場與心情，很多的誤會與爭執也許就不會發生。

第十一章　穿越萬重山

投入慈濟醫療志業以來，簡院長經常有機會遠赴海外，於第一線賑災；不僅擔任醫療志工，也參與災區的物資發放，以及受災戶慰助。

有時候，這些於災區服務的醫師，必須在很克難的環境下，連盥洗、用餐都很不方便，睡覺也必須許多人擠一個帳篷；但對醫者來說，身在災區第一線，他們最在意的不是物質生活的不適，而是醫療資源的不足。

很多時候，他們必須將身邊有限的資源做最彈性的運用，暫時拋開那些在良好的空調環境裡制訂的ＳＯＰ，只要可以達到對病人最大利益的診治目的，都是好方法。

能發揮醫療良能的場域不止在醫院裡；有需要的時候，醫者可以拋開原本安適的家居，帶著簡單的行囊，把飛機空間都讓給醫療物資；然後穿越萬重山，飛赴任何一處需要醫者的所在。

無語問蒼天

二〇〇五年十月，巴基斯坦首都伊斯蘭馬巴德北方，發生芮氏規模七點六強震，災情慘重，有數萬人罹難，高達兩百五十萬人無家可歸。雪上加霜的是，當時冬季將至，流離失所又缺乏物資的人們，面對即將飢寒交迫的困境，若不即時救援，傷亡還會更加慘重。

面對這樣重大的災難，慈濟的國際救災系統立即啟動，首批勘災醫療團隊已於第一時間出發。時任大林慈濟醫院副院長的簡守信，也很快準備動身，帶領第二批團隊，前赴第一線救援。

和其他的慈濟海外慈善醫療比較起來，前赴巴基斯坦更加艱難；不僅因為當地基礎建設開發度較低，且已被震災破壞，更因該國與國際互動相對封閉，愛心網絡廣布的慈濟在巴基斯坦也沒有任何分支會。

以往在其他國家，諸如東南亞各國，雖然醫療資源缺乏，但至少有慈濟在地的師兄姊協助，各方面都比較有個照應，巴基斯坦則缺乏這樣的支援管道；甚至連賑災團隊要飛往當地，也因臺灣無法辦理該國簽證，還需輾轉透過香港慈濟志工代辦。至於各項救援物資，在籌集管道通關上所碰到的種種難題，就更不用說了。總之，雖是要前去救人，臺灣慈濟賑災隊伍卻經幾番折騰才安抵當地。

但是，無論如何，救人第一，再困難的狀況都必須排除。也在這樣的情況下，簡守信和賑災團隊來到巴基斯坦和第一批救難隊伍交接，參與連續兩週的任務。

那段時間，整整有十天不能洗浴，只能用毛巾擦拭乾洗；也很少吃到熱食，一碗熱泡麵就令人心滿意足。處在塵土飛揚的環境，經常一身狼狽，衣服已經沒得換，幫病人做治療時沾了血跡，也無法洗滌。住宿帳篷，夜晚天寒，氣溫甚至降至零度；夜裡有時不免睡到帳篷窗邊，一早醒來，鬢髮上竟有些微結霜，簡守信還會自我解嘲：「所謂『兩鬢成霜』，原來是這麼回事。」

賑災人員尚且感到物資缺乏，更別說在地數百萬人的家已成斷垣牆壁，只能勉強住在危屋或者臨時發放的簡易帳篷。救災過程中時常可以發現，在道路旁甚至懸崖邊，挨擠著一個個帳篷；路過的車一個轉彎不小心，可能就會輾過他們的居住空間。然而，在這樣一片悽慘的時刻，有個遮風蔽雨的小空間，他們已經感到萬幸；其他的事，就交給上天吧！

身處災區，簡守信不禁深深體會，所謂的「無語問蒼天」是怎樣的悲涼。

克難但有效的診療

在物資條件克難、且人力有限的情況下，要把那麼多病人照顧好，也須注重效率；要做到這樣，需要隨機應變的智慧，以及面對危機時的內心沉穩。

這天，在慈濟團隊搭建的簡易醫療區裡來了一位婦女，她的臉色蒼白、呼吸窘迫，走路搖搖晃晃的；好不容易撐到帳篷下，接著就似乎要昏厥，靠眾人攙扶才坐下來。災區沒有精密的儀器，無法處理重症；如果該婦女是心臟或肺臟方面的緊急病症，就算有許多醫師在場，可能也愛莫能助。

正當現場眾人憂心忡忡之際，救災經驗豐富的簡守信卻看出了一些端倪，當下判斷，這位婦女應該是典型的換氣過度症候群。先快速幫她量血壓，數值還好；心跳雖快了點，但也無大礙。

「準備一個塑膠袋，任何普通的袋子都可以。」

就這樣，在簡守信的引導下，把塑膠袋靠近婦女的口鼻，依照他的指示一呼一吸，沒過多久，她的症狀就緩和下來。

當她來的時候，還晃顛顛地快要倒地；離開的時候，卻已經回復正常，甚至臉上還有笑容。

簡守信告訴其他同仁：

「換氣過度會造成血液中鈣離子濃度改變，連帶產生的症狀就是頭痛、嘴巴也會麻痺；看到她的肢端僵直、對外來的觸碰反應劇烈，就可以推論她的問題所在。這種情況下，不需要鎮靜劑，也不需要高科技儀器輔助治療，用塑膠袋進行呼吸，袋內的二氧化碳濃度會提高，再吸進體內，平衡體內酸鹼度平衡，症狀自然就會消除。」

所以，醫理不是靠死背教科書；身為醫者，必須知其然也知其所以然；找到病因後，也不一定需要靠複雜的儀器或動手術，只要很簡單的「撇步」就可以讓病人恢復正常。

醫療雖然分科精細，某科醫師只專精於某科的專業；來到偏鄉或災區，一人必須當多人用的時候，就要懂得發揮醫學知識的綜效；作法得當，塑膠袋也能成為救人的道具。

第二天，這位婦女又來了，特地來感恩醫療團隊救她一命。這一回，她的頭巾穿戴得很整齊，並且精神奕奕，和昨天判若兩人。

還有一次，有個年輕人腿上包著石膏來到醫療站；由於石膏已經包覆太久，加上衛生條件不好，一進帳篷就傳來濃重的腐臭味。如果是在臺灣，要拆卸石膏，只要啟動電鋸，幾分鐘內就可以處理好；不過，災區既沒電鋸，他們也沒帶石膏剪，該怎麼辦呢？

「我們拿個鍋子，燒開水吧！」簡守信說。

於是，團隊成員用簡易瓦斯爐生起了火，把裝了山泉水的鋁鍋放上去；待水燒熱，再用杯子慢慢舀熱水淋在石膏上；石膏變軟後，再用剪刀小心翼翼地把石膏剪開，接著就可以清洗傷口，重新用乾淨的繃帶為年輕人包紮。

經過這樣的處置，年輕人笑得開懷。幸好簡守信具有於克難環境就地取材的智慧，患者終於不用忍受異味與包裹石膏的不便，能夠歡喜回家。

山上抬下來的病患

一場地震，不僅震垮了當地大部分建築物，傷亡數萬人，也一夕間震垮了在地的所有基層系統；不論政府系統、教育系統、商業系統、以及醫療系統，通通都成了廢墟。

醫院不在了，傷病的人卻比平日更多；雖有來自世界各地的醫療團隊進駐，非常時期卻也只能盡力而為，難以周全。

一天，有一家人從山上用擔架抬著一位老人下來，醫療團隊立時往前接應，也做了基本的診斷；原來，這是一位中風患者，已過了黃金治療期。如果是在臺灣，必須要送去大醫院才能處置；在此缺人缺藥，更沒有病床的克難醫療帳棚，醫療人員實在不能為他做什麼。

但是，真的不能做什麼嗎？簡守信不認為如此——

其實，所謂的醫療，不是只限於生理上的治療與照護，還包括心理的安慰、和家屬的溝通，以及指導他們正確的生活作息及注意事項。這個個案已經中風，我們在帳篷裡不能為他進行醫療處置，卻不代表什麼都不能做。我們可以講話安慰他，告訴他只要透過適當復健，偏癱症狀還是可以好轉的；也可以指導家屬，對於中風病人，平日要注意些什麼；例如，不要整天讓他躺著，試著協力讓他站起來，每日做一點復健，終究也會得到改善。

這位老人家被大老遠地抬過來，現在又得大老遠地抬回去。還好，這趟路並不算白走。醫師們雖無法開藥，也沒辦法做任何救急措施；不過，透過醫師的專業叮嚀與分享，他們得到寶貴的智慧，以及最重要的——給了他們家人希望，讓病人與家屬都獲得內心的安適。在回去的路上。他們的心境想必跟來時不同。

簡院長的感觸

醫者要歷練，才能成長。

到了災區，一切正常的秩序可能都亂了套，我們的賑災醫療人員也一切以救急為要務，沒有什麼正式的編制，更別說任務分配。許多時候，團隊間依賴的是默契，彼此間不會計較你是資深醫師、他是某科的權威；遇到狀況，有人搬桌子、有人去提水，大家都立刻動起來，分工合作，不用事先規定責屬，卻又能在資源有限下儘量面面俱到。

災區的診間不像正規的醫院，有護理人員、有行政作業人員；醫者得兼任主治醫師、藥師以及護理人員的角色，也兼任打掃阿姨以及行政祕書的工作。帳棚歪了，醫者搖身一變成為木工；物資來了，醫者立即轉換成搬運工。此外，在不同的場合，還要變成心理輔導師、翻譯員、照顧孩子的保母，以及緊急情況時發號施令的臨時小隊長。

這些，都不可能事先教導，每件事都得靠臨場反應。一個醫者，如果沒有海外義診的歷程，就很難體會這種感覺。

慈濟帶來的感動，在緊急時刻更覺珍貴

巴基斯坦當地沒有慈濟人，臺灣的醫師與志工們來到當地，也就少了一種在其他國家可以得到的親切接應。

那時候，賑災人員先搭乘飛機抵達，各項發放物資則後續從各國運抵當地。當我們在伊斯蘭馬巴德機場，看到一箱箱物資從行李輸送帶被運送出來時，內心非常激動，甚至有人還眼眶含淚。看到那些箱子上面印著的慈濟法船標幟時，那種強烈的熟悉感，會讓內心熱血沸騰。

我們原本有很多事都處在迷茫而不確定的狀態；但是，當象徵慈濟精神的物資遠渡重洋來到這裡，我們的心也就隨著安定下來，準備向災區出發。

第十二章　月落烏啼在異鄉

文人是浪漫的，看到風花雪月，就可以吟詩作對。

然而，身處災區，怎麼會浪漫，又怎麼會有風花雪月？

唯有處在真正困頓的環境，才能悟透生命的意境；那時候寫詩，不是一種浪漫，而是真實的感觸。

幾個紙箱，已然足矣

二〇〇五年十一月，巴基斯坦，慈濟救難營區；風很冷，高掛天空的月亮也看來冰冷。

冬天已經來臨；放眼望去的斷垣殘壁以及人間慘事，讓人心更冷。

那時節，醫療團隊不只是定點搭醫療棚等候患者，還要隨時拔營而起，帶著藥箱和簡單資材，往山中有需要救急的人家而去。

語言溝通是個問題，在當地一定要有嚮導及翻譯；那時，有個當地的大學生隨隊擔任翻譯。當醫療專車開在顛簸的泥土路上，醫師們也會和這位翻譯聊天。

整個地區都已土崩瓦解，青年的家自然也不可能完好無缺；那青年悠悠地說著，他的家也在震災中受損，但幸運的是，至少家人都還健在，也仍勉強有棲身之地；不像他的幾個朋友，一夕間成了冰冷的遺體。

後來，話鋒一轉，翻譯對醫療團隊提出要求。他的要求很簡單，甚至很卑微，要的只是幾個紙箱；他說，當我們把物資送出去後，可否將那些置物的紙箱送給他？

只是幾個紙箱，當然沒問題。

簡守信當下承諾可以給他很多紙箱；不過，他的家在另一個方向，此時不太順路，他便告訴這位青年翻譯，找機會再送過去吧！

結果，他們大約隔了兩、三天才送過去。

一看到翻譯的家，他們當場傻眼了；即便已經時隔十多年，簡守信仍記得他當年內心的懊悔與歉意。

看到那青年翻譯的家，我才終於知道，他為何要跟我們要紙箱。原來，翻譯所說的「還好還有個棲身之地」，指的竟是只剩幾根梁柱、牆壁早已崩塌，連建築物都稱不上的地方。他為何要拿紙箱？不是為了裝東西，而是為了讓家人晚上睡覺時，可以有個勉強遮風的屏障。

當下，賑災團隊人員在自責的心情中，趕快跟翻譯說，我們再送兩頂帳篷過來吧！然而，他們卻沒有留著自己用，轉而送給受災情況更慘的親戚，對他與家人來說，只要有紙箱聊以遮蔽冬夜刺骨的寒風，就已經足夠。只因在這整片災難大地上，活著已經是種幸福。

看到這樣的情景，所有的醫療同仁，內心也有種深層的感動。

一堂人生功課

賑災醫療團的生活雖然克難，但大家心知肚明，與受災居民比較，他們已經算是「豐衣足食」了。

十一月的寒風吹進了帳篷裡，簡守信被凍醒，一時無法成眠，乾脆起身，在不吵醒同仁的輕手輕腳下，步出了帳外。

他抬頭一看，不禁睜大眼睛，讚嘆眼前那片好美的星空。

那個災後的城鎮，夜裡完全沒有電，全然地無光害；於是，滿天的星斗，清楚盈亮地呈現在眼前，那麼美麗，那麼壯闊。偏偏，這整個大地又是這麼地淒苦。

一時間，我的內心百感交集，在對美的震懾與對世事的無奈間，心也無言，意也無言。

隨著天光漸漸亮起，我看見遠處的山邊，有著若隱若現、不知是燈火還是營火的點點火光。心中想起學生時代記熟的那首〈楓橋夜泊〉，便即時改寫成現場的寫照，創新句、賦新義——

月落烏啼霜滿天，

山邊微火對愁眠；

UN城外清真寺，

夜半呼聲到客船。

「山邊微火」，指的是晨光熹微處，遠山的燈火。

UN就是聯合國的簡稱。世界各國前來救援的團隊，包含救難隊以及醫療隊等，都統一在聯合國營區駐紮，慈濟醫療團隊也在其中。

巴基斯坦是回教國家，人們於早中晚都要定時朝麥加方向禮拜。「UN城外清真寺」凌晨時的喚拜聲，也傳到了慈濟醫療團隊的帳篷。

帳篷外飄揚著慈濟旗，在慈濟標幟的中央有著一艘法船。醫者們來巴基斯坦參與醫療救難工作，也正像搭坐著這慈濟法船，航向那需要救苦救難的地方，接引受苦者到達平安地。

後來，醫療團隊又去拜訪青年翻譯那克難的家。才剛抵達，翻譯的母親便急急忙忙地朝我們走過來。

他的母親像拜見大恩人般，不斷地對我們點頭感恩。我們有做了什麼嗎？我們也不過送了頂帳篷給他們家。

她在一旁虔誠地禱告；我們問青年，媽媽在禱告的內容是什麼？青年翻譯說，媽媽正祈禱阿拉真神，護佑來自臺灣的我們平平安安。

他們的感激之情很真誠，我們卻覺得自己的付出真的微不足道。我們只是過幾天就會回到溫暖家鄉的異國過客，他們還得長年住在這充滿苦難的地方；即便如此，他們依然樂天，依然知足，依然天天表達感恩。

看到人們面對天地的謙卑，方知自己過往是如何貪婪。這不只是海外義診，更讓我們上了一堂人生功課。

塵滿面，鬢如霜

慈濟醫療團隊，在災區經常處於移動的狀態，像是野戰部隊一般。整個災區的範圍非常廣大，許多道路卻都已斷阻；從一個城鎮到另一個城鎮，經常需要幾個小時的時間。那裡的通訊也很不便，要到何處成立醫療駐點，並沒有事先的規畫，而是依當時的有限情報，聽聞哪裡需要幫忙，醫療團隊就開赴哪邊。

所謂的醫療診區，經常就只是用幾張桌椅，在泥土地上隔出的一方空間。

災區有各種不同的傷患，其中最為普遍的，是各類型的外傷；雖然是皮肉傷，可可能因為當地衛生條件不好，造成傷口感染；此外，還有嚴重的頭蝨以及皮膚病。面對外傷病人，都是要先做好清洗工作，然後將傷口好好包紮。至於頭蝨問題，就是把頭髮剃掉；若有可能，便盡量和在地人強調環境衛生的重要。

當地原本經濟便較落後，現在又碰到震災，地方醫療機制崩解，因此更需要得到照護。不過，還是老問題，遠赴異鄉的醫療團隊，無法帶著精密的設備，很多時候還是得隨機應變。

我們去探訪一戶人家，他們看到我們這些外國醫師都很緊張，眼神卻也充滿期盼；因為家中有一個人正虛弱無力地躺著，全家人也正感到無助，我們正是他們的希望所繫。

那個病人，一眼就能確定他是吃壞東西、嚴重腹瀉而脫水過多，需要打點滴。

但問題來了，我們有點滴液，卻沒有軟管，也沒有軟針，倒是有一般針頭跟注射器。於是，當下決定採取最克難的方式，用空針每次抽取十西西生理食鹽水，一點一滴緩緩地打入患者的靜脈；一人抽取輸液，一人協助固定針頭與針筒，就這樣連打了二十多針，終於緩解了病人的症狀。

整個過程，就看見兩個來自臺灣的醫師，以跪坐的方式，在泥土地上為病人打針。

還有一位先生，聽說有來自臺灣的醫療團隊到訪，滿心期待地過來，告訴我們他的家人需要診治。我們問他有多遠，他總說很近很近，就在旁邊山坡上；結果，走了大半個鐘頭才到。

到達的時候，看到那位傷患的腳上有個大腫塊，嚴重影響行走，他們擔心是腫瘤；其實，那只是地震時被砸傷造成的血腫，只要把積血抽掉就好。

我們輕輕鬆鬆地做完這件事，那家人卻把我們當神一般地感激崇拜，堅持要煮奶茶招待我們。

走完這一村，又需趕往下一村。

路面總是不平，不只坑坑洞洞，時常還要經過吊橋及危崖。車子可以到的地方就盡量開車，到了只能步行的路段，大家再扛著醫療用品，如登山健行般前進；有時候，光這樣行進到某個村落，來回就要兩三個小時。

當風揚起，這些醫者，人人都是滿面塵土。

看到這樣的情景，簡守信不禁想起一闕詞，那是他最喜愛的文學家蘇東坡所寫的〈江城子〉中的詞句：「縱使相逢應不識，塵滿面、鬢如霜。」

我們走在顛簸的泥路上，一身塵土，不正是「塵滿面」？

夜裡空氣寒冷，頭髮沾上的露水凍成了霜，這不正是「鬢如霜」？

當他們來到一個新的村落，再次得到在地人的歡迎以及感謝。雖然語言不通，但簡守信衷心地想對這些純樸的人們說：

請不要說感謝我們；
衷心地，是我們要感謝你們。
感謝你們帶給我們無價的學習，
學習到生命的價值，也學習到知足與感恩。

簡院長的感觸

因地制宜，連結當地人成為志工，才能讓事情運作更有效率。

我們在災區的醫療過程中，一方面幫助了許多人，一方面也努力建立在地的志工團隊。因為我們知道，來自海外的救援只是一時的；終究，他們還是得靠自己的力量恢復家園。

至於志工的來源，其實不需要靠什麼文宣。每當我們成功地幫助一戶人家，那些人內心充滿感動，往往就有人自願加入協助我們的行列，成為醫療團隊的志工；他們可以協助情報傳遞、協助搬運東西，甚至也可以協助簡單的醫療作業。此外，在發放物資方面，也因為有這些志工，讓工作進展更快。

在巴基斯坦，雖沒有在地的慈濟志工組織；不過，當我們藉由醫療關懷，連結起這些在地的民眾，不也等同於我們傳遞了慈濟的精神，建立了在地團隊？

困苦會讓人早熟，小朋友也是生力軍。

在災區，我們發現那兒的孩子非常樂天。臺灣的孩子，可能一有跌倒損傷就哭喊著找媽媽；在這裡，孩子們似乎都在困苦環境中培養出一種韌性；就算骨折，也依然可以笑鬧地和朋友聊天。

慈濟賑災醫療團隊，也靠這些小小志工們幫了很多忙；甚至不用吩咐或號召，每到一個村鎮，就會自動跑出一群孩童，興奮地圍著我們歡笑。看到我們正在搬東西，便不約而同地自動分工，一起協助成立醫療場地。

每當我回想起當年在災區的那些小小身影，內心就會有股暖流。

伍

醫者的初心

如同一顆種子，從發芽到成長為一棵大樹，最終是否可以順利地開枝散葉、結出芬芳的果實，取決於許多因素：栽種的土壤、環境的適應、生態的影響乃至於命運中諸多的意料之外。

醫者的養成，有著更多淵遠流長的契機。如何不僅造就一名醫匠，而是真正的醫師？如何讓那專注手術刀的醫者，擁有寬闊的眼界、更高的格局，看到病榻上的患者時，所看到的不是案例，而是一個需要關懷的人生？

這背後有著教育的觀念導正、家庭帶來的人格養成，以及長輩前賢的風範與叮嚀。

想想，一個年輕的醫者，在醫院值班，靜夜裡走在病榻間，聽聞角落有喑喑哭泣，他是否因日復一日地身處其中，心情已麻痺？亦或慈悲之心依舊，總在那個剎那心中浮起一念不捨，想著我該做些什麼，才能讓病人與家屬的心，多一分安適？

一念三千，諸法具足。

正是這一念，不僅改變了一張病床、一間病房、乃至一整個院區的醫病關係；甚至也正就是這一念，輕點碧波，化成善的漣漪，影響所及，整個社區、整個鄉鎮、整個大範圍地區；乃至整個國家，都有了改變。

臺灣最美的風景是人；那植基於人性的真善美，終日與生死為鄰的醫者，看遍人間千萬樣貌，正可成為人性真善美的見證者，以及正向機緣的觸動者。

簡守信院長，行醫三十多年，從慈濟醫院啟業初期就已加入的先驅，歷練過北部都會、花東山野、嘉南偏鄉、如今在臺中市郊的慈濟醫院擔任院長，同時還身負臺灣醫療專業，遠赴世界各災困國家海外義診，也是親眼見證慈濟善心播種、隨著慈濟成長的世間人醫。

我們試著從他的成長背景，了解人醫的養成，以及見證那個年代的醫者風範。

第十三章　莫忘初衷

醫師，在過往的臺灣曾是被視為社會地位最高的職業；醫師講話就等同大人講話，權威專業，聞者皆畢恭畢敬。

即便到了今日，科技造就許多行業興旺，醫師身分不一定代表有錢有勢，但受人敬仰的專業高度依然不變，那是知識殿堂的最高階——掌握的是人體健康與生死的知識，相信就算過了五十年、一百年後，也依然是如此；因為，醫師是生命的守護者，一個人無論是貴賤貧富，最終總有仰仗醫師的地方。

在四、五〇年代、臺灣正由農業社會轉型工業社會的時期，一位醫者的成長背景，與日後的行醫濟世有何關聯？回顧簡守信的童年，或許可窺見一二。

人生啟蒙的年代

說起醫師這個行業，非常有社會名望，因此人們往往會聯想，醫者的出身背景，多半本身就已經是貴族世家，或者政商關係良好。

然而，如果真要說簡守信出身某個「世家」，比較貼近的倒不是醫師世家，而是「鐵路世家」；因為，他的父親跟阿公都在鐵路局服務，是勤勤懇懇的基層公務員。

簡守信也算是農家子弟的後代，老家最早在臺北雙溪，之後遷往瑞芳，再遷到臺北市；日後回首童年，他相信，環境對一個人的終身職涯，會有一定程度的影響。如果當年不是阿公一心想要朝大都會發展，也許後來簡守信就會在鄉下務農之家成長；在那樣的背景下，他或許將以另一種方式來為社會服務。

這樣的省思，也讓他日後行醫時，念茲在茲的除了如何醫治好病人外，也極重視病患背後的環境因素；他相信，不同的環境背景，對一個人的日後發展，會有很大的影響。醫師的一句話、一個鼓舞，可能讓一個病人燃起鬥志，也可能透過術後追蹤，導正了原本可能偏移到負面的思緒，轉為正向思考及不同的生命抉擇。

就以簡守信自己來說，影響他日後行醫的，除了家庭背景外，還有一個更大的因素，就是媒體的力量。

我可以算是生於公務員家族，原生家庭中並沒有習醫的因子。真要說個啟蒙，倒是家族中是有一位大我十幾歲的叔叔當醫師，至今也仍在醫界服務；因為他，讓我對醫師生涯有初步的接觸。但若說真正影響我立志要當醫師的關鍵，其實是我透過電視得到的感動。

從小我就是個求知慾很旺盛的孩子；至今，親友們若回憶起當年，提到小時候我的模樣，毫無例外地，絕對會有一個畫面，就是手邊老是拿著一本書，無時無刻都可以坐下來靜靜閱讀。

除了看書，另一個吸收資訊的來源就是電視。在那個電視節目只有老三臺的年代，卻已經有來自歐美、製作精良的影集，其中有兩部影集——〈杏林春暖〉以及〈實習醫師〉，在我成長歲月的心中栽下種子，最終導引我踏上通往醫界的道路。

所以說，別小看電視及各種媒體的力量；形塑未來社會發展模樣的種子，往往就在觀賞各種影像節目的時候種下。

好的節目真的可以感動人心！所以，直到今天，簡守信就算再忙碌，也都不忘抽空欣賞好的電影、好的影集。聽他討論個案或者向其請益各種事情，他除了能透過很高的文學造詣，引經據典地說明外，也常用電影情節或對白做例子；以大眾娛樂的內容作為輔助，有時可以讓聽者更容易了解深奧的智慧。

當年的影集帶給簡守信怎樣的影響呢？他自己回顧：

當年看過的〈杏林春暖〉，許多劇情到現在我仍未忘記；也許無法記得細節，但影片傳達的信念卻影響至今。

記憶裡的老醫師，我已忘記是不是神乎其技；卻記得他展現的人文關懷，以及用另一種視野看待病人的用心。例如，有一個小朋友生病了，一般醫師只是依照孩童症狀，讓他吃藥打針就好；但這個老醫師，卻因覺得事情不單純，便去探訪這孩子的家庭，也才發現孩子生病的真正原因。原來，生病或受傷都只是「結果」，要找到導致生病及受傷的背後因子，才能真正解決病灶。

還有另一幕令我心有所感的劇情：一個年輕醫師無意間發現，他的老師執刀時似乎有些異樣，仔細觀察並詢問了解後，才知道老師生病了。是的，醫師也是人，也會生病啊！只是，在醫療場域裡，人們往往明顯區隔了醫病關係，忘了醫師本身也需要被關懷，有狀況時也需要被照顧。

這些印象，不只引領簡守信日後決定報考醫學院，並且早在他接觸正規醫師培訓前，內心裡就打下觀念的基石。這些內心層面的教育，不一定能在學院裡習得。他一直很感恩，能夠在尚未投入忙碌的醫學院歲月前，就已建立起良好的醫者信念。

當然，對於日後行醫，帶給他最直接影響的，是醫學院裡的師長風範，以及嚴謹扎實的臨床訓練；兩相比較，他覺得前者影響更大。

學習路上的指引

所謂學習，不只是透過書本；許多時候，身教的影響更大。這也就是為什麼，在過去教育尚不普及的年代裡，很多青少年雖然無法接受完整的學校教育，最終卻仍能成為實業家或者不同領域的楷模；他們的背後，往往都有令人尊敬的長者身影，透過一言一行教化他們一輩子的行誼。

一九七三年，簡守信以優異成績考上臺大醫學院。很快地，他就發現，許多時候，學校教科書能教導學生的，主要就是技能；那一本比一本厚重、像磚塊般的大部頭醫學書，七年來厚實了簡守信的專業。然而，真正形塑一個醫者未來發展的，那些關於心念、格局以及奠定往後數十年醫病關係根基的，關鍵不在課本，而在於生活教育，包括長輩的行誼風範、同學間的交流情誼，以及從少年到青年期的內心思維，從而建立起如何看待世界的態度。

提起學生時代，簡守信覺得自己真的很幸運，一路走來遇見許多良師益友。中學時代讀建中，在升學主義下，每天主要就是念書、補習，這時期對他日後產生影響的事件較少。上了臺大醫學院後，與來自四面八方的菁英相會，對他的心靈則帶來不少新的震撼。

憶起學生生涯，他對當年的情景仍歷歷在目：

帶著新奇，甚至有點劉姥姥進大觀園的心境，我猶記得，每每有新的見解體悟，都會感受到全新的喜悅。我看到不同個性的專才，也認識到什麼叫做天才——就是有那種學生，平常雖聊天、打球、玩社團樣樣都來，臨到考試時，當別的學生正翻閱筆記、苦讀講義時，他們卻只要打開原文書，用一兩天時間瀏覽吸收，考試成績依然出類拔萃。

除了天資聰穎，一定還有學習的訣竅在裡面。

而在不同的學習領域甚至休閒領域，往往也能從別的同學那裡得到新的想法，領悟到原來看事情可以這樣看、原來有這類的音樂、原來有這麼有趣的地方……我覺得學習的樂趣就在於此，不是照本宣科地把知識倒入腦子裡，而是開放自己的心靈，重新去看待這整個世界。

年輕人真的充滿熱情；只是，熱情如果用錯地方，便會產生失控的火花。好在當年的同學們，都將活力用在拓展新視野、新觀念上，至今

我仍記得當年的許多感悟與悸動。

事後回顧，在他目前的生命裡，青年時期的確是個轉折關鍵。一個年輕人是否終身擁有淑世的熱情，就看這段歲月是否建立起正確的生命價值觀，以及奠定關懷世間的基礎。

想想看，是在哪個時間點，一個曾經充滿遠大抱負的年輕人，變成汲汲營營的商人？當初立志行醫的醫者們，內心或多或少也抱著一種崇高的使命感；是在怎樣的變遷轉折裡，讓心念有了質變，忘了當年的理想？

莫忘初衷——要做到這四個字是多麼不容易啊？

畢竟，對任何人來說，不論是醫師或者其他領域的工作，面對任何艱難挑戰，都需要毅力與技藝來突破，那還不是最困難的事；最困難的，是要經得起時間的考驗——即便十年、二十年過去，仍能守住最初那個對自己的承諾。

一個醫者，或許一開始還能秉持初衷，熱情用心地關照病患。隨著時代轉換、醫病關係質變，媒體上關於各種醫療糾紛的報導越來越多，醫者還能保有當年開始行醫時的那分真誠與熱情嗎？

一路走來，不忘初衷，俯仰不愧天地，簡守信除了要感恩慈濟證嚴上人的指引，也要感謝，在醫學專業的養成道路上，那些令他敬佩的師長典型。

見證醫者風範

說起大師風範，臺大是臺灣的最高首府，特別是在五、六〇年代，大學教育還不普及，這裡可說匯聚了所有學術領域的菁英。這些學術泰斗或者學有專精的大師，不只具備那年代最頂尖的專業，他們的風範行誼也帶給莘莘學子們日後重要的影響。

直到今天，簡守信回想起求學時光，那些師長的印象仍恍如昨日，思之神往。

我們那年代的課堂教授，可能和現今所謂的名嘴、名師形象差很遠，很多師長甚至可說是有些木訥，教學不講究甚麼講臺技巧；但他們學識淵博，有著智慧的形象，有的不怒自威，有的散發出哲人風采。也許教學時的語調略嫌沉悶，但每說出一句話，臺下學生都用心聆聽；特別是，有時教授逸出了教科書外，談及人生哲理或者時事感言，我們往往從中感受到學人的另一種思維。

除了課堂授課，另一個重要的醫學教育場域，就是臨床實習。同樣的手術方法，同樣的動刀步驟，由大師親臨示範，就是會展現出所謂的醫者風範。

簡守信記得，那時同學們看著教授親自操刀，就連開刀前刷手的動作，都讓人感到氣度不凡。時隔三十年，他閉起眼睛回憶，都還恍若聽到刷子刷洗的聲音，竟有著震懾感。大師一出手，就有種大開大闔的氣勢；相較之下，學生們的動作都像是扭扭捏捏，上不了檯面。

看著老師站在手術檯旁準備劃刀；我當時真的有種錯覺，很像日本時代劇中，武士要決鬥前，那種空氣中瀰漫著一片肅穆的氣氛；老師站在病人面前，不動如山，氣勢壓倒眾人。

有一次面對的病例，是非常難處理的肝癌，既要去除病灶，又不能太傷肝，也不能波及其他器官；肝臟上的血管密集，器官本身又柔嫩、難以施力。只見老師不疾不徐地手起刀落，精準地在血管與組織脈絡間操作著手術刀；割除腫瘤後，用手指把壞掉的部位捏碎，堪用的臟體血管都綁起來，防止大規模出血。

簡守信感覺到，這樣的時候，就能體會到，所謂的「大師」真的當之無愧。

一個醫者，面對生死關頭，容不得猶疑，更不會展露出任何惶恐；如果連醫師都感到不安、沒自信，那病人該怎麼辦？所以，大師一上場，尚未出手，就要震懾住場面，要讓在場所有人知道，他胸有成竹。

最難能可貴的，雖然整體的氣勢恢弘，但落實在刀法上，又極其細緻。雖然面對的是極為複雜的人體結構，但開刀的當下，卻是那麼游刃有餘，每一刀都是如此理所當然，化繁瑣為極簡。

簡守信被感動了，在場所有的學生也都被感動了。這些被感動的青年們，日後也將開枝散葉，在不同地方傳承大師的醫者風範。

除了教授親臨指導外，在醫院實習階段，主要經驗傳承還是在學長、學弟之間，亦即所謂的師兄弟關係；例如，高兩屆的學長，會帶著學弟做臨床指導。對簡守信影響很大的，除了學長們的熱情教導，更讓他感佩的，是學長們親和的態度；他們不會因為技術比較純熟，就有種「我比你行」的傲氣，反倒都願意放低身段，循循善誘，一次又一次地耐心教導。

因為學長們知道，救人的事業，不能作為展現技能的戰場；在這裡沒必要藏私，沒必要當英雄。今天一個正確的引導，帶來正確的技術傳承，日後做出正確的判斷，成就正確的診療與手術，那才是最重要的事。

當心念能用在真正為患者著想，也就能夠成就整個醫療格局的氣度。

於是，代代傳承的，不只是技術，也包括醫者的心境。

這是簡守信感佩的醫者典型，也是臺灣醫界之幸。

簡院長的感觸

好的老師不僅帶來好的知識，也帶來心中的長遠典範。

在多年的行醫生涯裡，在忙碌緊急的關鍵時刻，這些師長風範常會進入腦海，成為一種安定心靈的力量。許多老師們英姿煥發，行止瀟灑，風儀讓人景仰。跟隨他們學習就會發現，一位名醫，技術一流只是基本條件；如何展現泱泱大度，讓人感受到氣勢跟胸襟，那才是難能可貴的。我也以此為學習目標，希望自己有朝一日可以成為這樣的人。

至今我仍在學習，我盡力做到最好，雖然自問尚差典型一大截，但有個努力的方向，讓我可以持續精進。

醫師雖有專業領域之分，但醫療必須團體合作。

真正的權威醫師，不一定是名氣最大、資歷最深的那一個，而是視野格局最寬闊的那一位。他必須能夠在非常時刻，指揮若定，在很短的時間內規畫出每一個步驟，以及指示不同崗位的人如何分工、扮演好各自的角色。例如，當年全臺知名的手術——忠仁與忠義連體嬰分割，雖然實際開刀方決定成敗，但真正的輸贏判定，早在動刀前就已經規畫完善。包含分割的順序，誰主刀、誰接力，整個兵棋推演，務必達成共識；動刀時雖說技術見真章，但大家都知道，這場仗是整個團隊的共同合作。只要有大師級的魄力，以及最團結的氛圍，結果就不會有意外。

第十四章　醫者的養成

的確，醫界是個容易讓人發生質變的環境；因為，一路走來壓力都很大。從最初進入升學窄門的壓力，之後有著臨床的壓力、年年追求升等的壓力、對患者的生命負責的壓力、和家屬溝通及協助面對生離死別的壓力，乃至於在所謂「白色巨塔」裡，似乎對內、對外都充滿壓力。

是否因為如此，最終許多人選擇妥協，寧願明哲保身，也不想做出太多的額外付出？才會讓原本那個以史懷哲、南丁格爾為效法對象的醫護之心，最後卻變成和病人相處有了隔閡，甚至醫病關係有著互相防衛的緊繃？

當然，人難免會迷失，有時對自己的價值觀產生懷疑，甚至覺得自己一路行來走的都是冤枉路；迷惘時刻，心境不免像遺失羅盤的大海孤舟，惶惑無所適從。

還好，此時有哲人賢者如燈塔般在遠方矗立；於是，船有了方向，之後安心前行。

從「醫術」到「醫道」

多年後，簡守信當上了院長，日理萬機，管轄上千員工，面對無數病患；但是，即便再怎樣忙碌，他也不忘學習與教育的重要，總會花時間去做同仁培育，在日常生活中安排機會教育。自己更是數十年如一日，每天勤學不倦；就算只是交通路程中，在車上、飛機上他也能展卷閱讀。

對於教育，簡院長曾用心地做過觀察研究。

考察過歐美國家的醫師培育體制，他發現，影響一個醫者的養成，在技術之前必須要有一個更重要的教導核心，那正是如何避免一個年輕人從當年的熱情學子轉變為冷漠大夫的關鍵。

例如，在美國，必須先經過四年的通識教育，之後再念醫學專業；意思就是，要讓學生心智程度相對基礎穩固後，再來學習醫療專業。如果沒有通識教育的奠基，那就好像一株原本可以發展得生機盎然的植物，一開始就被盆栽框住了；思維有了框框，技術再高，格局也有限。最好的方式是應用自然農法，給予一片寬廣的心靈土地；它所帶來的終身影響，遠非考試成績高低所能估量。

回憶起自己接受醫學教育的年代，簡守信認為：

我很慶幸，至少在學習過程中，曾認真思維過醫者的意義；當年在醫學院有幾位非醫科領域的老師，也帶給我不同的心靈啟迪。有位中文老師，雖然穿著長袍馬褂，講課有些不食人間煙火的調調，但我能從課堂中感受到他的熱情，也從古文裡找到另一個浩瀚的世界。還有在一位英文老師，她是位虔誠的修女，會帶領大家一起欣賞古典作品；透過念誦莎士比亞的詩作，我感受到一種超越享樂生活的愉悅。即便過了三十多年，有時候當我內心浮現出一首詩句，我就很感謝，在那個大家都被課業壓得喘不過氣的年代，我們仍得以接觸到那些人文素養層面的薰陶。透過歲月的驗證，才會知曉，那些看似吟風弄月、不切實際的學問，卻是能夠守護一生清明的心靈明燈。

究其實，醫師執行的，應該是「醫道」，而不只是「醫術」。

當站在病床旁，醫師的身分不是破解病例、高高在上的生命裁判者，而應該是讓病人感到安心的真正依靠。實際上，所謂精益求精，醫術可以透過時間及勤奮練習而成就；不過，那顆讓病人能夠依靠的心，卻不一定人人可以保有。

曾經有醫學院學生來實習，簡守信給他們看一個血糖數據；對於這些學習高材生來說，人人都可以輕易判別，這數據是高是低，以及應該做什麼處置。

然而，光有數據就能導出結論嗎？

「各位同學，你們認為這個血糖值的數據來自怎樣的病人？」

當簡守信這樣問的時候，在場的學生們都感到困惑：什麼樣病人？不就是一種典型的中老年人三高症狀嗎？

「如果我告訴各位，這個數據並不是來自一位中老年人，而是來自一個十八歲的青年，那又代表著什麼？」

聽到他這樣的說法，眾學生不禁感到訝異。簡守信進行臨床教學時，總是懸疑中有脈絡、幽默中有莊重，先勾引出問題讓學生思考，再引領學生層層抽絲剝繭。

「我們都讀過教科書，了解不同的血糖數值代表的含意。但是，書本是書本、實務是實務，身為醫師，你有沒有一種警覺，知道這可能是危急狀況？」

他語重心長地繼續說著：

「甚至，假如這數據是來自一個小朋友，那你的反應又是什麼？仍然要照教科書的制式解答來處理這個『案例』嗎？我們要認真想想，醫師的責任是什麼？不是熟讀課本、考試滿分就好，而是面對真實的案例時如何救人一命，甚至改正他們的觀念與行為。」

所以，醫療，可以說是種科學；不過，在科學之上，還有一個更高層級的思慮及遠見。病人有症狀，醫師就去解決；一個盡本分的醫者，能做到對症下藥。但是，一個用心的醫者，卻不只關心症狀問題，也要關心背後的社會問題、家庭問題。

那位十八歲青年，甚至那位小朋友，為何年紀輕輕就血糖值過高？這背後象徵著什麼？速食文明飲食問題？校園央廚營養設計問題？或甚至是家庭照顧問題？身為醫者，除了病症處理，還能很多可以做的事。

盡本分，是醫術；用心，才能進入醫道。

從課本教育到生活教育

少年時代看到了以醫療為主題的美國影集〈杏林春暖〉，帶給簡守信很大的影響；那影響當然不是在醫療技術層面，而是在人性關懷層面。至今，他都還記得當年的感動，這甚至讓少年的他決心將來要踏入醫界。這影集也讓他能夠跳脫許多醫者見樹不見林的迷思；從考上醫學院開始，內心就有分超越名利的熱情。

從擔任實習醫師開始，簡守信就非常喜歡人與人間的互動；不論和病人、和家屬，也包括和醫界朋友以及非醫界朋友。

也因為他勤於在病榻間走動，而不將自己關在辦公室裡；所以，多年來，能更深入地看待醫病關係，也因此後來衍伸出更寬廣的格局視野，讓他走進社區，後來還走進世界。

我的阿公和爸爸學歷都不高，平常講的語言多半是臺語；但是，大部分時間在校念書的我，直到上大學前，臺語都不夠輪轉。反倒是後來進入醫學院、擔任臨床醫師後，臺語日漸流利；那是因為我經常巡房，要和病人講話，而跟年紀大一點的患者都要用臺語溝通，才讓我的臺語講得還可以。

因為要跟年長的患者互動而習得流利的臺語，由此可以看出簡守信的用心與體貼；因為他覺得，親切的話語或許更能安定病患的心。

你會發現，生活教育與專業醫科學問，兩者都同樣重要。比方說，當我面對一個即將面對開刀的鄉下老婦人，跟她講複雜的病名以及開刀計畫，她能懂嗎？還不如一旁的護理師，輕柔地用臺語跟她聊些生活瑣事。

除了醫病關係，簡守信和學生的關係也處處珠璣。

曾有年輕學子，帶著不耐煩的語氣向簡守信問道：

「我又沒有想要出國念書，幹嘛念那麼多年英文？還有，我幹嘛念微積分？更別說念國文了；我能夠識字、寫文章溝通就好，幹嘛背那麼多之乎也者的古文？」

簡守信對他說：

「當你開車要去海邊，如何開車、如何開往海邊、如何加油，這些技術性的事情，你都可以學得到。但是，當塞車的時候，如何調適心情？到了海邊，如何懂得欣賞海的韻律？這些事該如何學到？有時候，我們學習的不是課本裡的硬知識，而是學習過程中的軟知識。不論學習英文、微積分，還是古文，重點不是你要硬背公式、文法、文言文，而是在學習的過程裡，得到心靈的陶冶與開闊的視野，形塑一種學習的習慣、求知的樂趣，以及用不同角度來思考事情。」

學生聽了之後，恍然大悟。

從簡守信的回答裡，除了能體會他所傳達的人生智慧，也看到他如何善用比喻，不講深刻大道理，透過年輕人本身熱愛的開車這件事切入，讓學生更能接受背後的理念。這也是一種教育的典範。

簡言之，許多時候，老師所傳授的不一定是智識教育，而是人格教育。

生活裡的種種體驗，也是一種學習。例如，簡守信至今都還很懷念，當年和同學一起靜靜聆賞古典音樂的感覺，那是一種心靈的療癒、一種昇華。那氛圍真是「此時無聲勝有聲」，與「獨善其身」或「獨樂樂」的感覺完全不同。

比起正規的學術教育，這種學校「按表操課」以外的教育，可能更加重要，甚至是影響一生的學習。

感念母親的教導

在簡守信的成長歷程中，有一個人很重要，是他的真正啟蒙者。

談起每個人成長時代所受的影響，除了學校教育、生活教育，最根本的，往往還是家庭教育。

許多長一輩的人，可能識字不多，甚至成長時代根本沒有機會受教育；

然而，他們依然可以在各行各業盡忠職守、服務人群；他們還更懂得待人處事的道理，更為厚道，也因此打造祥和社會的基石。反而是許多新人類們，可以念到碩博士，卻不見得懂人情世故，有的連自己的辦公桌都整理不好。

說起家人對我的影響，父母親及阿公一輩的親族，都是我的人生導師；但是，我特別感念我的母親。二〇一七年，我的母親因為動脈瘤破裂而不幸過世，我有很長一段時間，內心有著強烈的不捨。

這一生，母親帶給我的影響非常大。她沒有受過什麼教育，對子女影響主要就是透過身教。我從小看到母親身處在關係複雜的親族，她一個從外地嫁來的女子，要讓自己成為家中穩定的力量。特別像是過年過節的時候，她要張羅所有大大小小的事；在那個科技不發達的年代，包括煮飯都是個大工程。春節要吃的年糕，不會是買現成的，都要從篩米打漿開始，一個步驟、一個步驟地用手工完成。而處在家族間，她不僅要照顧家中四個小孩，更要以晚輩的身分照料家中長者。

想起已經過世的母親，簡守信仍不免哽咽。

每個成功者的背後，經常有著一雙堅定又慈愛的手護持著、溫暖著，提攜一個稚兒勇敢地邁開腳步。醫者對世人有很大的貢獻；養育醫者的那雙手，更有著含辛茹苦的付出。

對簡守信來說，母親帶給他的影響，不只是她能者多勞，以及治家的勤奮。他對母親最大的感佩是，不論生活中有多少事要她操忙，她總是可以做到游刃有餘，對人永遠溫良恭儉讓，從來沒聽她抱怨生活帶給她的壓力。回首往昔，他彷彿仍可以看見母親那分從容；現在想來，那真的是一種智慧，忙碌的現代人很難達到那樣的境界。

母親帶給簡守信的另一個重要影響，他以一個字來形容，就是「恕」，如《論語．衛靈公篇》所說的——

子貢問曰：「有一言而可以終身行之者乎？」

子曰：「其恕乎！己所不欲，勿施於人。」

我的母親不一定可以背出〈論語〉這段話，她卻用具體行動，終身奉行這個理念；具體來說，她總是能站在別人的角度思考事情。行醫多年，如果要我給予晚輩一句人生忠告，我認為不必用到一句話，只要一個字就好，就是這個「恕」字。

「恕」這個字拆開來看，就是「如心」。所謂「己所不欲勿施於人」，這句話背起來容易，要做到卻相當困難。當我們願意把別人的心看成是自己的，也就是願意站在他的角度想事情，那你就不會再自我感覺良好，不會高高在上，也不會自私自利。

仔細想想，世間的種種紛爭，究其根由，不正是由於「恕」道不能落實嗎？

一個人做到恕道，就懂得體諒他人，就懂得包容、懂得大愛；若能如此，遇事情就不會抱怨，無論多繁雜的事，也可以放寬心情、按部就班地處理。當一個人面對壓力時也不會亂了方寸，展現出來的就是一種自在、一種優游。

如今，每當我在公事上有什麼疑難雜症，覺得煩惱即將上心時，就會想起母親帶給我的人生智慧，這是母親傳承給我的無價之寶。當一件事情發生了，唉聲嘆氣、怨天尤人，事情就會因此消失嗎？既然不會，何苦把生命浪費在這裡呢？

所以，簡守信遇到問題或困難時，檢討當然是必要的；畢竟，不要讓同樣的錯犯第二次。然而，那絕非當下的第一要務；應該先試著把心思轉到「怎麼克服這些困難」，而不是去追究責任，或沉淪在自責中。

這也可以用在人際的相處與醫病關係上。好比說，病人有不同的個性，有的因病變得情緒暴躁，有的因病變得惶恐畏縮；家屬的個性也有百百種。要能夠和不同的人都相處愉快、從容，關鍵都還是「恕道」的落實。

簡守信感念母親，用一生的智慧，帶給他醫學院教育無法企及的重要指引。這也是他日後在慈濟醫院推展各種政策時，以及作為醫者心中那個天平的主要準則。

簡院長的感觸

教育很重要；然而，不是只能在校園裡學習，而是要把整個世界當成校園。

感恩師長及父母帶給我的指引，也感恩父母給我的遺傳因子裡，有很濃重的「向書性」。

什麼叫「向書性」？就像向日葵有向光性般，只要跟書本有關的，我從小就特別有興趣，長輩對我的印象就是「到哪裡都拿著本書」。

當年的重慶南路還是書街，我可以從第一家逛到最後一家，還到不同縣市鄉鎮去找書。到花蓮時先找書店，到大林時也先找書店，去海外參加講習還是找書店。

除了書店，我還會去逛各地的圖書館，也去德國看過古騰堡時代的活字版《聖經》。

我還有一項「天賦異稟」，就是一書在手，萬物不驚。我在任何交通工具上都可以看書，不會暈車，這點很重要。特別是我後來擔任院長，經常出差，交通往返時間就是我寶貴的閱讀時間；坐在車上，目的地到了，我的書也讀到了。

第十五章　學術殿堂外的生命課程

一個醫學菁英的養成，重視的不只是專業的醫療知識，也不單是精湛的術科技藝；如何將醫魂深植於內裡，涵養出一位實踐醫道人醫，是個更重要的課題，也是這許多年來，醫學體制不斷努力精進的方向。

醫術可以靠學習以及密集訓練來提升，熟練度也可以靠時間累積；但是，醫者的胸襟膽識與氣度，又該怎樣建立與提升？當我們與病人產生互動連結，要如何做到將心比心，讓醫者真正成為生命道場上的安定力量？

答案，經常不是來自書本，也不是來自課堂；許多時候，醫者之心的養成，不是來自深奧的學術殿堂，而是來自第一線的現場感悟，以及自身的省思。

解剖課：第一堂生命感知的課程

對所有醫學院學生來說，第一個重要的里程碑，應該就是解剖課程了。

區隔出「紙上談兵」以及「學以致用」的關鍵性階段，就在冰冷的解剖檯旁登場。

在簡守信的醫學養成教育中，他總不忘當年大體老師所帶來的學習經驗。

即使時隔三十多年，我依然記得初次站在解剖檯旁面對眼前遺體的內心震撼。

在我們那個年代，還沒有「大體老師」這樣的尊稱；對於這些即將被解剖的遺體，我們雖不敢心存不敬，卻也缺乏一個連結醫病關係的倫理意義。更多時候，我們感受到的還是面對醫學養成教育上的新里程碑時，那分既期待又擔心不已的心情。

當年，每六個學生共用一個解剖檯；在一個學期裡，要共同研究及逐步解剖一具大體。第一堂解剖課，當教授下達指令，學生們一掀開屍布，就有女學生承受不了面對大體的衝擊與強烈的味道，當場暈了過去。

我們這組的解剖對象是一具非常瘦小、扭曲的大體，估計約是六、七十歲年紀的老婆婆；大體因為浸泡過福馬林，有股非常刺鼻的味道。印象中，從那天起，有很長一段時間裡，吃飯時都不敢吃某些食物；例如蛋花湯，會讓人聯想到皮下組織與脂肪，我反胃了好一陣子，碰都不敢碰。

其實學生都知道，面對大體老師應該心懷敬意與感恩；因為，有這些遺體捐贈者的奉獻，才讓醫學院學生有真正學習臨床醫術的機會。只不過，大多數學生都是初次近距離接觸屍體的大孩子，反應比較過度，自是難免。

但是，對於現代的醫學院學生來說，感覺應該比較不同。如今，各醫學院校都建立了對於大體較具敬意的流程，也都習慣稱呼這些被解剖的對象為「大體老師」。事實上，當年證嚴上人與慈濟醫學院的大力推動，是轉變醫學教育風氣的關鍵推手。

以慈濟醫學院為例，非常強調，解剖學並非只是讓學生了解「身體」構造的課程；學生們要認識的除了一個人的骨骼以及肌肉紋理外，更重要的是了解一個人的「生命紋理」。

解剖課上，若可以清楚地記誦出不同部位的學理名稱，頂多是六十分及格；讓一個初拿手術刀的學子，真正去了解生命，建立一分感同身受的能力，那才是解剖課的真正意義。

學生在正式進行解剖課前，一定會安排家訪行程，由老師帶領學生去大體老師家裡，與家屬互動交談；當聽到親人們一邊流著淚水、一邊細說老師一生的種種，學生們內心也會有被觸及的悸動。原來，大體老師生前的志向是這樣、原來他人生前有著諸般感人的故事、原來他對後生有著深深的期許、原來有那麼多人對他的離開如此地不捨……

當學生們揭開解剖屍布時，看到的不再只是冰冷的nobody，而是一個已經和自心產生連結的親切長輩或老朋友。

我也曾多次帶領學生拜訪大體老師的家屬。其中一位大體老師，他生前真的是位老師，一生作育英才無數，直到六十歲退休，便全心投入公益志業，來到大林慈濟醫院擔任志工。當他的女兒談起父親時，邊擦拭淚水，邊回憶老師的種種：就在父親因動脈瘤破裂過世的前一晚，還溫馨地牽著她的手在公園散步，只因聽說女兒在職場上有些難題，就陪她走一段路，殷殷叮嚀，表達關心。沒想到，父親這一晚的叮嚀，就是他人生最後的叮嚀。

這位老師的女兒說到後來，已經哽咽失聲；家訪的學生們，也不禁跟著一起流淚。

經過這樣的歷程，正式進入解剖課時，學生們的感覺已然不同。

這位大體老師生前給女兒的最後叮嚀，何嘗不是對全場所有師生的叮嚀？

他告訴我們：生命的意義，不在獲取多少名聲富貴，而在於留下多少正面影響力以及美好的回憶；他告訴我們：人與人相遇都是因緣會合，每個人在世的時候，都要懂得珍惜與把握。

許多學生在家訪完後，第一件事是打電話回家告訴爸媽：「我好想您，感謝您對我的養育之恩。」

大體老師用生命告訴我們，要感恩親情的緣分，及時打通電話給心愛的家人；不論我們經歷過怎樣的人事物，那所有的曾經，都是生命給你的福分。

這段體驗，就是醫學院學生們學會「將心比心」的開始。

刀鋒要常帶感情

醫師的每個決斷、每個動作，可能都關係著一個人的生命，不得有些微輕忽；一個閃失，就可能是無可挽回的遺憾。

因此，醫學院的學生，絕沒有所謂打混過關的可能；就算筆試可以蒙混過關，臨床測驗又該怎麼辦？

學生們不免戰戰兢兢，每一堂課是否入裡，都需要經過嚴格的檢驗。

當年，每個學生都在壓力重重的氣氛下，學會去看懂最複雜的人體結構。考試不是只有期中考和期末考，而是教授會經常性地隨堂考；例如，在頭顱內的某個部位綁根繩子，學生要能在一分鐘內說出那個部位的名稱，並描述該部位的作用。

當時的醫學教育，還沒有設計課程引領學生認識大體的背景，我們經常必須靠著摸索，邊查書邊仔細分析組織、器官，才能判別這個人生前可能有胃潰瘍、可能手部有關節炎、可能心臟有些肥大等狀況。

一切都靠推測；但是，就算推論準確，那也只是病歷，不等同於他的人生。

唯有當學生試著去感知：

眼前的人，為何會過世？

過世的時候，留下哪些家人？

他的大體為何會來到我們醫院？中間有什麼樣的故事？

是他主動捐獻大體嗎？他的心願是什麼？

若能培養這樣的思維，將會從學生心靈的內裡，從根本影響醫病關係。

當被解剖的對象不再只是個「物體」，而回復其身為「人」的尊嚴，甚至變成一位「老師」及「朋友」;那麼,學生將來正式面對病人時,才能真正用心地把對方當成一個需要關懷的「人」,而非生病的「案例」。

這就像是簡守信在行醫多年後,所歸納出的「開刀境界論」——

第一境界:以力使劍

在這個階段,操刀者擔憂的純粹是基本知識;例如,看到一個腫瘤時,就要想辦法割下來。

第二境界:以氣使劍

在這個階段,已經有純熟的技術。開刀時知道哪裡有血管、神經,手術時要避開;哪裡是最適合下刀的組織界線;越是技藝純熟,越是游刃有餘。

第三境界:以意使劍

開刀不只是技術問題,而要能綜觀全局:不只治療局部,還要考慮對其他器官、系統的影響,每個治療步驟都能事先計算好。

隨著年歲增長,他近幾年又悟到一個更高的境界——

第四境界：以願使劍

就像是《星際大戰》裡，尤達大師所談的「原力」——醫學最根源的教導，就是來自於大體老師的叮嚀與祈願。也就是說，當醫者動手術時，受到大體老師的啟發，看到的不只是病灶、不只是身體組織，而是看到整個人的生命。

手術的計畫，並不是死板板的如何動刀，而是將病人當成自己的家人，思考要如何做才能對你的家人最好？

這已經不只是技術是否精湛的問題，還包括如何與病人家屬互動、如何感同身受病人的痛苦，而非只是冷冰冰地交代病人要吃什麼藥。

此外，看到家屬擔心的表情時，也才能將心比心地思考，懂得最淺顯易懂的方式表達，讓大家安心。

梁啟超有一句名言：「筆鋒常帶感情」；簡守信則將這句話修改一字，送給醫界同仁們，那就是：「刀鋒要常帶感情」。

當你站在病床前面對著不同情況的病人，不要忘記，面前的這個人，有著他的喜怒哀樂，有著他的家人以及生命故事。記得大體老師給我們的叮嚀，在舉起手術刀的剎那間想到——

一念即永恆……

時光荏苒，簡守信已經是帶領近兩千人團隊的醫院院長；即便到了現在，他經常懷念的仍然是早年當實習醫生時的悸動。那是日後遭遇各種醫病挑戰，乃至於遠赴各國做海外醫療，也無法取代的體驗與感動。

術德兼修的實習時光

我永遠記得，第一次擔任實習醫師時要值班前的那分興奮感！說緊張也好，說雀躍也罷；總之，前一晚肯定是睡不著的。

那是一種全新的人生階段。過往不論幾載寒窗，都只是紙上談兵；如果最終無法好好勝任醫師的職責，不論之前考試成績多好，都是白搭。

所以，當年二十出頭的我，在臺大舊院區的靜悄夜裡，只聽得到自己的心跳，像個期待黎明出征的士兵，激動地等待號角響起。內心有許多的對話正在交流：我真的有能力獨當一面嗎？如果碰到我無法處理的狀況怎麼辦？若將病人處置不當，我是否一輩子無法心安？

實務上，身為醫者，真的會發現，教科書講的跟實際臨床體驗不一樣。不是教科書講錯了，而是現實生活中，他們面對的是活生生的病人；嚴格來講，若有一百個病人，就有一百種狀況。好比說，教科書裡的流感只是某種病症的統稱；但實際上，隨著每個人不同的體質、環境甚至個性與習慣，症狀的表現便會不同，處置也就完全不同。

面對初次實際出征，緊張是一定的；畢竟，醫師不可能站在病床邊，然後告訴病人：「等一下，這個症狀我該怎麼處理呢？請容我翻一下教科書。」

很多時候，實習醫生會面臨一種抉擇：

「這個病人我可以自己應付得來嗎？如果不能，就必須叫醒大醫師。但真的要這樣嗎？如果什麼事都要去吵醒大醫師，那要你在這兒幹嘛？話說回來，若我因自作主張而處置錯誤，是不是會危害到病人？」

這真的是天人交戰！每個實習醫師都會經歷過這樣的階段；要等到逐漸累積經驗、累積自信後，才能做到獨當一面。到那時候，就算是關係到生死的狀況，比方說，該不該插管？呼吸減弱該怎麼辦？都必須靠自己做出判斷。

那時也會發現，很多時候，病人的生理狀況雖是重要考量，但另一個更大的判斷因素卻是如何與家人溝通。當醫師判斷，插不插管已經攸關性命，這已經不能當作一種「選項」時，要如何讓家屬充分了解？到這一階段，就已經超越醫術的範圍，而牽涉到醫道，關係到你是否有醫者之心。

提起臨床，大家想到的就是醫師站在病人旁邊進行診治；視覺上的描寫，是一位權威的專業醫師，高高在上地看著臥病在床、恐慌無助的患者。

其實，「臨床」這個字，英文是clinical；若將它視覺化，應該是「倚靠」在床邊。為何要倚靠在床邊？當然就是要傾聽病人的聲音。所以，「臨床」絕不是醫師如帝王出巡般高高在上地看著病人；相反地，「臨床」代表醫者要放下自己的身段，用心和病人互動，真正做到「將心比心」。如果沒能做到這點，那便只是「醫匠」，無法成為讓病人信任的「醫師」。

現今已邁入二十一世紀，科技更加發達，機器人的應用已經不是夢想，而是具體落實在各行各業。包括醫療領域裡的許多方面，例如精密的量測，以及在特殊狀況（如輻射照射）下執行任務，都比真人醫師更為勝任。然而，醫師這行卻永遠不會被取代，原因就在於前面所說的clinical；機器人永遠無法做到真正的「臨床」，因為「關懷」是無法用程式寫出來的。

和關懷相對應的，就是信任；當醫師真心關懷，病人才會真正信任。這種醫病關係，其實就是一種藝術，也就是一種心靈的感受；這不是單向的自我創作，而是心與心交流才能產生。

比方說，可能藥理學上說用某種藥可以對抗該病菌；但如果病人無法信任醫師，臨床證明，抱持懷疑的患者，預後效果的確較差。

以這樣的邏輯來看，的確可能發生：同一個病人，被不同的醫師用相同的藥來醫治，卻產生不同的結果。如果這兩位醫師，念的都是同樣系所，用同樣的教科書，被同樣的教授所教，為何對病人的影響程度不一樣呢？這就是身為醫者必須思考的地方。

簡院長的感觸

關懷也是必須學習的。

「怎樣做好關懷」是無法用教科書來傳授的，因為那是必須「從心」做起，並且是「誠心」做起，才能真正達到的境界。關懷無法以智育方式傳授，必須靠自己感受；因此，在美國，醫學教育也包含藝術選修，老師會帶領學生從觀賞畫作中，學習如何靜心體會背後深意。

倒也不是說，一定要懂得欣賞畫才能懂得關懷。賞畫只是陶冶心性的一種方式；若沒能融入感情，一樣無法有心靈的體悟。

對實習醫師來說，要培養關懷的能力，最重要的還是親身體驗。當你經常站在病人旁邊，試著讓自己不要當個「局外人」，假想你就是這個病人的子女，那你會多麼憂心啊！能夠這樣想的時候，便自然而然會產生關懷。

學習就是要術德兼修；一半靠讀書，一半靠力行。

記得在實習階段，教授也常讓我們做一項實驗：在保證不危害身體的情況下，我們必須自己親身去嘗試某些藥劑。例如，為了要讓學生了解新陳代謝的速度，每個學生都要為自己打一針染劑，之後定期上廁所，拿不同時間的尿液來化驗。透過這種親身體驗的方式來學習，不必硬背教科書裡的數據，就可以永遠不忘有關新陳代謝的實際作用。

總之，醫者之學，術德兼修，一半靠讀書，一半靠力行。這是邁向真正的醫者之路前，必須全心投入的功課。

陸

從實習醫師到住院醫師

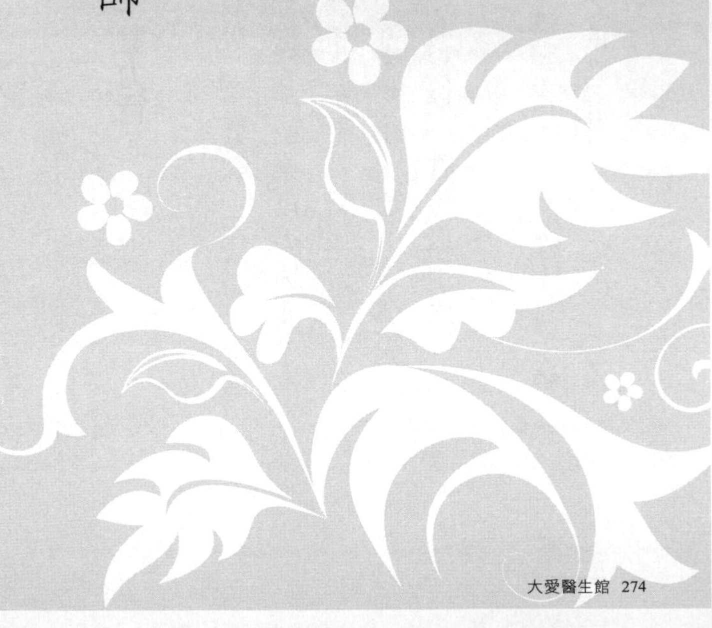

在生命道路上，人總該從懵懂走到大徹大悟。只是，有太多的人，年輕時懵懂，到老來依然懵懂。也有人年輕時以為自己知道了，後來卻發現自己越走越懵懂了。

習醫是一個重大的抉擇。一個人為何要習醫？是因為想賺大錢？是因為社會地位高？還是因為年輕時代一個模模糊糊的夢。

人總會成長，總會脫離作夢的年紀。特別是醫者，終日與生死為伍；走在醫院裡，往往一頭通往嬰兒房，另一頭電梯上下，可以前往開刀房與安寧病房，生與死就在同一棟樓裡。

生死問題，常在年輕醫者的腦子裡兜來兜

去，最終他們體會，不如實際面對，一床又一床的真實人生。

那個人人稱羨的醫學院學生，後來終究要走進白色的診間，面對一雙雙病人的眼睛，他們把生命託付與你；年輕的你，是否有足夠的肩膀可以承擔？

簡守信當年戰戰兢兢地踏入病房時，便問過自己同樣的問題，這也是所有實習醫師會問自己的問題。答案是什麼，關乎你的未來十年、二十年，乃至於之後的人生路。

回首行醫心路歷程，到今天，簡守信對很多事仍在邊做邊體會；他的人生不是懵懵懂懂，卻也尚未大徹大悟。

醫者之路如此神聖，想多一點，也無可厚非。

第十六章　執刀的手，溫柔的心

就算是一位名醫，也有曾經青澀的時光。

就算有一天他成為刀術精準、受人崇仰的院長，有機會細思人生時，當年那段連拿刀的手都微微發抖的實習時期，仍是最難以忘懷的回憶之一。

因為有太多的不懂，就會有同樣多的興奮與期待。

因為內心裝著滿滿的抱負期許，來不及一股腦宣洩，於是化成青春的執著，後來都醞釀成一輩子的熱情。

那最初的濟世之火，至今仍熊熊燃燒。

戰戰兢兢的第一次

人總有第一次；對一個外科醫師來說，也會有第一刀。

除了實驗室裡的那些動物，以及其他模擬的下刀對象不算，真的站在手術檯旁，實際要將刀切入活生生人體的肌理，看著血液湧出，不免要忍著忐忑與疑惑，繼續堅持著讓手往下施力。

那樣的第一次，每每讓實習醫師從午夜夢迴中驚醒：夢到自己不知道割錯什麼，病床上的病人竟然血流如噴泉，然後很快地血流成河、成湖，最後整個病房浸在一片血海，背景迴響著不間斷的哀嚎聲；轉過身，只看見老師站在面前瞪著他，說聲：「你又搞砸了。」

然後，滿身是汗地驚醒。

當然，這幾乎是實習醫師必經的過程；就算是學騎腳踏車也得重摔過幾次，何況是開刀？不同的是，開刀不能「重摔」——一次都不能！所以，全程一定有不只一個主治醫師陪同，隨時準備接手這個「肉腳實習生」可能弄擰的檯子。

如同大部分的外科實習醫師，第一個開刀的案例通常都是盲腸炎；這是常見的手術，風險也相對較低。其他的內臟手術，需要更高的膽識，更精確的刀法；就連割個雙眼皮，都必須屏氣凝神，一絲一毫都不能錯位。相對而言，還是盲腸炎最單純；一刀劃開肚膜，下一刀進入腹腔。這種案例太日常，熟練的醫者甚至可以十分鐘內一氣呵成——打開肚腹，找到患部，切除，縫上傷口，好了！休息一下，就去下個病房。

但是，對於每個剛走出課堂、進入臨床的實習醫師來說，第一次就是第一次，難免「既期待又怕受傷害」。因為絕不能對病人造成任何傷害，所以，更害怕「受傷害」其實是醫者自己。

要說盲腸炎手術簡單，是因為這是最基礎的開刀；說難，還真不容易，畢竟這依然是「真正地」開刀啊！

簡守信人生的第一臺正式手術，雖然謹慎小心，一刀下去，不免還是力道稍大了點，稍稍碰到了腸子外膜。

「怎麼辦？那裡也流血了！」還是實習醫師的簡守信不免有些緊張。

「穩下來，」一旁的資深教授沒有指責，表情也沒什麼波動。就是以平常的語氣的繼續指導著簡守信，這讓他比較安心些。

「腸子稍微受傷了，先修補一下。」

汗流浹背地，簡守信彌補著那個細微的失誤。

「來，繼續！現在是最重要的，準備把闌尾分開吧！」

即使在書本與腦海中不斷反覆模擬練習，臨床經驗還不多的小醫師，仍不免因意外狀況而徬徨，要不是一旁的資深教授一副氣定神閒的樣子，他可能會不知所措。後來，他還是完成了那場手術。原以為過了很久，看看錶，其實整個手術花費不到半小時。

簡守信至今仍很感恩當年教授的那種氣度。身為資深前輩，教授可以斥責「這種事情你也做不好，到底怎麼回事？」或者故意一臉嚴肅地放大實習醫師的失誤；等學生被嚇過後，再來說這一切都只是「震撼教育」。然而，那位資深教授就只是氣定神閒，展現為一種安心的守護，在簡守信身旁給予支持力量。

很感恩那樣的第一次；有了這般穩定的第一次，之後就真的越來越順了。

臨床培養經驗

盲腸手術雖然常見，但也不能說是最簡單的；事實上，沒有一種手術是簡單的。

說起來，開盲腸也要看運氣。有時一刀下去，右下腹部一打開，醫師就可清楚看到發炎的闌尾；但也有很多時候，患部沒那麼容易找到，若遇到腸子有沾黏甚至破裂、膿瘍等情況，手術複雜度就會增加，時間也會更長。

如果每次都平順，這個學習也就不那麼深刻了；對實習醫師來說，真正的學習，就在於那些「沒那麼容易」的部分。

說到底，技術層面就是那樣。割盲腸沒有牽涉到複雜的生理系統，不須考慮要避開臟器、血管、神經等，也不需要迂迴的判定，擔心有哪些病變；割盲腸，就是把壞死的部位割掉就對了。

真正的困難，反倒都是在心理層面；也就是說，當碰到「非正常」的狀況，是否可以保持心情平穩，這才是在這一年的實習階段，院方想要訓練我們的事。

在這一年間，就可以看出準醫師們的未來發展潛力。第一次開刀難免緊張；兩次、三次下來，如果這位醫師還是每次站到病床旁就如臨大敵，快要不能呼吸，那心態上就需要調整；若執刀醫師不能放鬆，也會帶給病人壓力。

除了培養一個醫者在「臨床」上的穩定性，藉由累積經驗，讓醫者漸漸感到「得心應手」外，實習階段的另一個培訓項目，就是判斷力。

「你看這個病人，他是不是很不舒服？」看著一個即將被送去開刀房的病人，資深教授問簡守信。

「是的，他已經痛到難忍了；表情皺眉，雙唇緊閉，應該是急性的症狀。」

「那這一位呢？」一旁又一位要送另一個開刀房。

「這位也很痛苦。」說出這樣的答案，簡守信也有覺得點尷尬；因為，照他的說法，其實每個病患的狀況都一樣，反正都是很痛苦。

「其實，病人內臟有問題，身體都會不舒服，但還是可以從外觀看出一些端倪。那位嘴唇發白、滿頭是汗，確實已經痛到極致了，他正是典型的急性盲腸炎；另一位則是腸胃不適加上緊張，他是胃潰瘍，有間歇性的疼痛，也滿急迫的。但是，最迫切的，還是第一位。」

類似這般的臨場指導，培訓實習醫師的觀察力。

藉由這些訓練，醫師將來實際看診，便能快速判定病人可能哪邊受傷了，或者某個病人意志力比較薄弱、開刀前後需要更多的安撫等。日後，簡守信到花蓮慈濟院擔任主治醫師，經常須面對車禍重傷患者，或是半夜腹痛的病人，他要能快速判斷：這個人可能有氣胸，要先處理；那個人可能快脫水了，要補充點滴……

種種的訓練基礎，都是在臨床實習期間就已打下了。

換個方式跟病人講話

許多臨床醫師還會犯一個錯誤，就是認為某件事「理所當然」，不論內外科都一樣。

某天，一位老者因為腳部紅腫去看診，醫師發現他罹患了蜂窩性組織炎。

「老先生，你這是金黃色葡萄球菌感染，我幫你開個抗生素，回去要按時吃藥。」

「什麼金黃色的細菌？那是很可怕的細菌嗎？」

「這是常見的致病菌，也會引起食物中毒，常見於皮膚表面及上呼吸道黏膜上。」

「什麼中毒？我中毒了嗎？這該怎麼辦？」

正當這個內科年輕醫師還在想：「這老人怎麼這麼囉嗦啊！都已經跟他說是金黃色葡萄球菌感染，這有什麼好不懂的嗎？」

只見一旁資深護理師轉過身來，笑臉迎人地用臺語跟阿公說：

「阿伯啊！你有沒有聽過『金包銀』？你現在腳上表面看起來還好，但裡面發炎啦！醫生開的藥很有效，但是你要按時吃才會好得快，要不然腳不會好喔！」

「所以我吃藥就沒事了嗎？」

「安啦！大哥。你也知道金包銀沒那麼快，不會馬上好，但不會影響你的生活作息啦！要安心、乖乖地吃藥，不會有問題的。」

隨著臨床經驗累積越多，醫者逐漸培養的，除了醫技外，更重要的是在面對不同的病人時，能夠建立更佳的互動方式。

例如，當病人面對自己不了解的情況，而顯然是神經緊張型的，就要以委婉甚至比較保守的方式溝通；如果病人有見過大風大浪的氣度，就不妨較深度地與他討論病情。或者像是前面的例子，對於教育程度不高的長者，溝通方式又是另一種。

沒有什麼治療方法是可以一體適用的。例如，同樣是胃痛，每個人吃藥的情況也不同：有人是長期酗酒累積的腸胃傷害，有人是昨晚吃麻辣火鍋過度刺激而腸胃不適，有的人是長期服用某種藥物導致消化道發生副作用⋯⋯每個人的情況都不同，醫者不是手握醫療大權，就可以一招治天下的。

這也就是醫學生要培養七年以上的原因；基礎醫學、藥理作用可能兩、三年就可以學遍，但經驗卻是不可取代、需要時間累積的。

直到醫學院六、七年級，都還是學生，不能獨立看診。七年級擔任實習醫師時，旁邊一定不只有一個資深醫師帶領；他們對實習醫師的觀察，不只是開刀手法，也看他們怎樣與病人互動。

七年級畢業後，才可以正式進入臨床，但仍無法獨當一面。在簡守信那個年代，學校畢業後還要服兩年兵役；在軍中，也是另一種醫療臨床訓練。

阿兵哥遇上重大急症，一定是送大醫院，而會去找年輕醫官的，多半是感冒、挫傷、中暑之類的狀況。簡守信當年被分發到衛武營，對他來說，那個階段不只學習更多「臨床經驗」，也訓練自己，如何在忙碌時仍能平心靜氣地對待病人。好比說，他早上還是得跑三千公尺，平日仍需要好好保養槍枝（對醫官來說，還要保養醫療設備）；他要在緊急命令布達時，匆忙著裝集合；也要在熬夜站哨後，白天繼續幫病人看病。這些都是難得的磨練。

在軍中，還可以跟更多平常不一定有機會見到的族群互動，包括來自南部偏遠鄉間、講話國臺語混雜的純樸少年，還有運動細胞發達、但對長官命令理解力慢半拍的中輟生朋友，也有經歷過國共內戰的老士官長，談起遙遠的家鄉還會雙目含淚。跟他們講話，有時候會驚訝：竟然還有這樣的事！那時的經驗，也多多少少讓簡守信內心浮起了個想法：有機會，還是要四處走走、認識這個世界！

有時候，靜夜裡和老士官聊天，忽然間心有所感：人總會老、總會生病，當這位老士官生病來到我面前，我會只看到他哪邊不舒服、哪邊發炎嗎？他是我朋友啊！在我面前，我看到的是一個經歷過幾十年苦難的靈魂；能這樣想的我，看病的時候，是不是會變得更溫柔、會想要多付出一點？

他就這麼不斷地自我省思。

日後有人問他，如果醫學院畢業就進入醫院服務，不是比較好？當兵豈不白白浪費兩年時間？真可惜！簡守信總會笑笑地反駁：「不，我很感恩那兩年的軍中歲月；那不是浪費，反倒是重要的人生歷練。」

證諸後來簡守信能以菩薩心腸投入慈濟醫療志業，就知道他的這些感觸都是真實的。

簡院長的感觸

就算是同樣的病症，面對不同的病人，治療方法可能也不同。

同樣是胃痛，有人個性堅強，再痛也強忍著不吭一聲；有人可能只是一般胃疼，吃胃乳片就好，卻唉聲嘆氣，好像快不行的樣子。一個熟練的醫師，必須快速分辨，特別是當病床有限，醫師人數也有限，不能因為誰的叫聲比較淒厲就先看誰。

最終，我們會發現，要能夠比較精準地進行病例判定，不免還是牽涉到人性。所以，一個醫師不只臨床那年要實習，事實上一輩子都要持續練習。練習什麼？練習如何與人互動；認識越多各式各樣的人，就對醫病的效能更有幫助。

第十七章　在醫病之前

很多事都有因果關係，這無關宗教，無關哲學。

為何不同的時代有不同的病症？為何現代人罹患癌症及心血管疾病比從前高很多？這不是命運的安排，而是人們在生活中種下的因，之後在身心、社會各方面結成的果。

當年的一個決定，一個念頭，一次的不捨，一分的願心，促成一個年輕醫者，後來決定走入整形外科的道路。

選擇整形外科

人生就是不同的抉擇。當年決心習醫，是種抉擇；走上醫學之路後，到底要選哪一科也是種抉擇。

為了厚實基礎，醫師在養成過程中，每個部門都要去歷練。

擔任住院醫師這段期間，也是年年要有學習成長；從最早的參與開刀以及種種醫療專業，到後來還須歷練行政工作，包括如何人力調度、如何培訓新人等，都要學習。

簡守信一九八〇年從臺大醫學院取得證書畢業，一九八二年以軍醫身分退伍，同年開始進臺大醫院擔任住院醫師。前兩年都還是支援培訓的狀態較多，到了第三年才比較可以獨當一面；同時，這三年期間，也讓他可以接受不同科別的歷練。

假定碰到類似SARS事件這樣的風波，病人暴增，醫師卻又短缺，在那樣的狀況下，就更知道一個全能的醫師有多重要。

印象中，我第一年就進入心臟外科跟刀，親眼看著教授把病人的胸脯小心翼翼地剖開，看著新鮮的心臟碰碰地跳著；病人是個十幾歲的少年，因心臟瓣膜有問題，必須動手術換掉。我看著那神乎其技的剖心工程，直到縫合；隔天少年醒來，不久後就復健康地出院。那時真的見證到什麼叫做救人一命，覺得醫師真的是攸關生命的神聖職業。

幾年下來，醫學越來越進步，開心手術已經不是什麼艱險稀有的案例，但依舊必須戒慎小心。

以外科醫師的歷練流程，大抵上，住院醫師第一年就可以執行盲腸炎、疝氣、靜脈曲張等手術；到了第二年，可以做胃部手術；第三年是膽手術。大致上，住院醫師要在第三年，才正式選擇專科項目；也就是在那一年，簡守信決定以整形外科作為他的醫療專攻主力。

為何選整形外科？

那個年代，擔任整形醫師不是為了做醫美工作，當年也沒流行這個用語。整形外科要做的包含因腫瘤切除及先天畸形的重建；且當年的時代背景，意外工傷還是很多，包括燒燙傷、重傷截肢，都是整形外科的領域。相較而言，當年願意投入這個領域的醫師是比較少的，所以我決定選擇這個領域。

其實，不必講「偉大情操」這類的話；我會選擇整形外科，某方面也和個性有關。我個性偏急，在手術方面，也希望我的努力可以立刻看得見。以各種內臟手術來看，手術縫合後，醫師就看不到內裡的恢復狀況；整形外科的每個手術往往都能立竿見影，傷口有沒有癒合，手術之後每天都可以看到進度。

看見慘痛傷口的背後

簡守信擔任住院醫師的年代，臺灣還沒推廣全民健保。他就時常遇到，有小朋友嚴重燒燙傷，緊急送院治療；在醫療團隊努力下，好不容易病況有些起色，家人卻把孩子抱回去了。不是因為家長不關心孩子，而是因為沒經濟能力負擔。這些家庭連付掛號費都已經有些窘迫，燒燙傷治療費用何其昂貴，更是想都不必想；只要確定孩子沒生命危險，就抱回自己家照看。

然而，就算三十年後的現在，如果燒燙傷沒有好好處置，之後可能會演變成終身疤痕，甚至令皮膚壞死攣縮，造成肢體行動障礙。更何況，那個年代，許多家庭經濟條件並不算好；孩子被帶回家，往往身處病菌滋生的髒亂環境，造成更多併發症。

身為整形外科醫師，看到的不是想要更美的小姐或貴婦；相反地，時常看到很多人間慘劇。

常見的是斷指的情況。因為當時的工廠還沒有普及的防護機制，也沒有相應的工安規範，工人們又常超時工作；若精神不濟，一個恍神，可能邊將產品送進機器加工，手也跟著進去。曾看過廚房女工，在絞肉時把自己的手也絞了進去；人被送進來時，絞肉機也得跟著搬過來，因為手已經和機器絞在一起，血肉模糊。如果是單純指頭斷掉，還可以趁黃金時間接回去；若是絞爛了，那就只剩下截肢的選擇。也曾遇過一個女工整個頭皮都被掀起，送進來時血肉模糊；她在工廠操作機器時，因為留長髮，可能靠機器靠太近了，忽然整個頭髮被咬進去，一瞬間硬扯出一大片血汙。還好頭皮被掀開了，若是整顆頭也被絞進去，那就算華佗再世，也不能挽救斷頭者。

身為整形外科醫師，三天兩頭看到的案例都是血淋淋的，甚至一般民眾看一眼就會即刻反胃的畫面。在一次又一次的驚心動魄之後，他對這些人所處的環境、背景感到深深的悲哀。

在過去，各種工安及保險機制不健全，一個工人變成身障者，所獲的賠償金額也不高。若不改善工廠作業環境，這類事件仍會常常發生，受害的都是那些弱勢族群。想想看，要不是為了照顧生計，誰願意站在危險邊緣，在惡劣的環境下工作呢？

因此，簡守信認為，當病人被送到醫院時，傷害已經造成，醫師能做的只是讓狀況不要惡化，讓截斷的手掌可以接回，令燒燙傷的組織能夠儘量復健。但根本的作為，還是需要喚起整體社會的重視，透過政府的法規設計，避免重蹈覆轍，那才是身為醫者的真正希望。

幸好，二、三十年過去，如今明顯地可以看出，臺灣的工安事件的確變少了，已經少有這類斷指絞肉的事件。實務上，因為工廠機械化與電腦化，以及嚴格採取法規標準，在臺灣經濟發展的同時，工安意外也相應地減少。

由此可想見，醫療其實只是最末端的處置——

如果做好環境清潔，就不會有因為病媒蚊孳生的傳染病發生；

如果做好食安管理，就不會有食物中毒或者長期的飲食慢性病；

如果工地、廠房制訂良好的ＳＯＰ，並有管理人員督導落實，就能減少發生工安意外；

如果有健全的嬰幼兒安親制度，就不會有孩童的各種危險事故……

推而廣之，任何被送到醫院的案例，不論是內科或外科，包括癌症、心血管疾病，包括車禍、鬥毆凶殺……每件事的源頭，其實都代表著一個可以改善的觀念；那可能是健康飲食推廣，可能是社會治安，也可能是心理輔導。

最好的境界，當然是所有這些事都從源頭被管控了，人類不會有任何非正常外在因子所帶來的損傷或疾病。

當然，這樣的境界已經近似烏托邦，不但難以達成，甚至很多方面還可能越來越嚴重；例如，空氣汙染以及飲食太過精緻化等，科技帶來的種種文明病，近年來只有更多、不會更少。

也因此，簡守信之所以投入慈濟醫療體系，除了醫病外，也希望可以參與更多「從源頭救人」的工作。

日後，簡守信不論在花蓮、大林或者臺中服務，都投入很多時間在社區訪視以及協助弱勢的工作；追溯根源，年輕時代擔任住院醫師時，已經有感而生，種下了這樣的志願。

臨行密密縫

很多悲劇看似都可以避免；然而，有些的確是個人自身的問題，有些卻真的是大環境的因素。

當我們可以要求民眾騎機車記得戴安全帽，不要無照駕駛；酒後勿開車，喝了酒要回家，務必請代駕，這些都是個人可控制的；一旦被提醒了卻還明知故犯，這就怪不得別人。

但是，如果你叫一個工人不要在危險的環境工作，那他的生計怎麼辦？簡守信從醫三十多年來，特別是擔任年輕主治醫師那幾年，碰到比較多感傷的案例。

有一個病人得了口腔癌，治療期間仍持續工作著，因為他有一家老小要養。我花了很多精神與時間幫他重建，接血管、移植皮瓣，與術後照顧等等；但因為他上醫院求診時癌症已相當後期，我也只能透過治療讓他多活不到兩年。當他去世後，他的太太牽帶兩個孩子來找我，彎腰感恩這一路的照顧。

看著她落寞的身影，我不禁鼻酸。這樣的悲劇為何會發生呢？明知道嚼檳榔對身體不好但是，他先生是重卡司機，每天長途開車；為了提神，嚼檳榔已經是種習慣。不只他，幾乎所有司機都這樣，這是整個產業的生態；今天死了一位司機，大家仍得繼續這樣過生活。

他時常省思著，那些疾病可以事先預防？哪樣的工作環境必須改善？是血淋淋的教訓，卻也是一次又一次不可避免的結果。

身為醫師，我相當希望自己能成為別人生命中的貴人，而不要時常當別人生命裡的過客。每當看到一個我無能為力的生命，在病床上無助地漸漸凋零，我就非常希望在更早的時候，早在致病因子尚未找上他前就能遇到他。

加入慈濟醫院後，雖然很多社會現象簡守信仍無力變革，但至少就可以出力的部分盡力去做。例如，他聽聞，有的外籍勞工雖身體不適，但因為雇主沒為她投保，所以無力就醫；當有這類情形，就會透過慈濟志工關懷網絡讓他們知道，沒健保卡沒關係，醫療團隊還是會幫你看病。甚至有一位外籍勞工因嚴重腦傷必須開刀，慈濟醫院不但吸收醫療費用，之後還出錢幫助他回到印尼。

有一個女孩，因工安意外被斷掌後，也是無力付醫藥費，慈濟醫院仍設法幫她醫治。這個斷掌，必須透過顯微手術來接合，過程耗費好幾個小時；施術者必須小心翼翼，連呼吸也必須非常平穩，在不傷害其他血管的前提下，把血管、神經和組織接合起來，在只有約一毫米的血管上，就要縫六針；這當下差之毫釐，未來可能就會失之千里。做這種手術時，我心中便不禁想起那首詩：「臨行密密縫，意恐遲遲歸」；手術如果有任何閃失，女孩可能就會終身殘廢；那她可能不僅

「遲歸」，有些事也永遠回不來了。總算，我和醫護團隊緊密配合，最終成功完成手術。

雖然那位女子的手指已不可能回復原本的靈活度，但至少外觀跟功能完整；若不特別關注細節，甚至看不出她整個手掌曾被截斷過。

提起顯微手術，簡守信不禁要感恩當年臺大的培訓；為了訓練自己的專注度與精準度，他經常一個人待在動物實驗室，在小老鼠身上學習。

雖然不希望找活體動物練習，然而，考量到將來要救的是無數性命，仍必須做些取捨，只得先將小動物麻醉、令其失去知覺後，再來做實驗。

勤練用精密鑷子來夾血管，再用極細小的針縫合。那是肉眼不易看見的粗細，必須非常小心；倘若不小心呼吸的氣息大了點，就有可能把「針線」吹不見了。

屏住呼吸需要定力，耐心也要十足。就像許多人會以念佛來安定自己忙亂的心一樣，簡守信也有一套屬於自己的靜心方式；「知止而後有定，定而後能靜，靜而後能安，安而後能慮，慮而後能得……」在心中默誦詩詞古文，給了他安住當下的力量。

針線很微型，就連手中的鑷子也非常小。因為醫療器材不便宜，每次使用都要輕拿輕放；如果鑷子一不小心撞到了，尖端稍微鈍了、歪了，角度失準，就會影響手術的流暢性。

因此，這些準整形外科醫師身旁都會自備一盒精密器械；醫療級器械非常貴，學生們會去當年臺北後火車站的鐘錶修理行，向師傅購買精工鑷子；雖然便宜，卻非常好用。

一方面珍惜物力，一方面也絕不荒廢了練習；最終的目的，當然就是希望透過這樣的扎根，將來能夠救治更多的傷病病人。

然而，回歸到醫療所處的社會，他仍希望大環境能儘量減少帶給人傷病的因子；若能如此，就算一身醫技派不上用場，只要大家都能健健康康、人人安居樂業，那也是另一種醫者的期盼。

簡院長的感觸

救一個，是一個。

長年來我投入社區關懷工作，也經常遠赴偏鄉義診。有人說，這世界永遠有戰亂，人類仍持續在毀傷地球，不同族群間也總是在爭鬥；所以，今天你去社區一個人、一個人地幫助，也跟不上人類帶來傷害的速度。

那時，我常和他們分享一則「老人與海星」的故事——

在海邊，每當潮汐來時，就會把一些海星衝上岸來；黃昏時，常看見整片沙灘都是在垂死邊緣掙扎的海星。

有個老人，常拄著拐杖，一路沿著沙灘走，每看到一個海星，就彎下腰撿起來，丟回海裡。一旁有人看到了，笑著跟他說：「老先生啊！這整個沙灘，受困的海星我看不下萬隻；而且，今天救了，明天又有新的被沖上岸來，你永遠也救不完的，就不要白費工夫了。」

眼看老先生仍繼續邊走邊撿海星丟進海裡，那人納悶了，便問他：「您這樣做，有什麼意義嗎？」

老先生終於停下來回頭說：「對我們來說，每救一個海星，或許只是救了萬分之一的生命；但對那隻海星來說，那就是它的全部。」

這個故事，便代表著我對醫護背後關懷的價值觀。

第十八章　從都會到偏鄉

二十一世紀的花蓮，仍保留著東臺灣的淳樸與美麗。每到連續假期與寒暑假，想要攜家帶眷到花東度假的人，最煩惱的課題，不是怎麼安排當地假期，而是怎樣「到達」當地。火車票早在兩周前就搶購一空；若自行開車，則又舟車勞頓，不是個好選項。大部分時候，要去花蓮，光交通就是一大挑戰。

如果說，在科技進步、交通發達的現今，到花蓮都仍那麼不容易，就更別說是三十年前了。那時，北迴鐵路只有單線通車，不但鐵路尚未電氣化，大部分的東海岸城鎮，也都還處在較低度開發的狀態。

花蓮慈濟醫院的名聲當時尚未打響，多數北部醫師更沒聽過證嚴法師這個人。在那個年代，慈濟醫院初立足花蓮，要從臺北招攬醫師，著實不易。

如果你是位臺大主治醫師，你願意離鄉背井、遠赴花蓮嗎？

年輕的簡守信，就在那個時做了人生的關鍵決定：偕同妻兒來到花蓮，自此加入慈濟醫院救人濟世的行列，至今超過三十年。

一個不後悔的決定

說是年輕人熱情澎湃也好，說是受到證嚴上人的義行感召也罷，一九八八年，簡守信毅然決然地捨棄繁華的臺北都會，前赴人稱後山的花蓮懸壺濟世。他的決定，帶給身邊的人很大的震撼。

當年才三十幾歲的簡守信，在臺大醫院一路從基層實習醫師做起，已經升任為主治醫師；而他專長的科目，也是最被看重的外科。整個家族都以他為榮。

當時的臺大主治醫師多多少少是個光環，簡守信前途光明，是眾所期待的明日之星；不論事業地位或者經濟前景，都穩固無虞。

所以，當簡守信做出了這麼大的生涯抉擇，可以想見，整個家族都表示不解與反對。

不過，他的心意已決。他的眼裡是個人前程，而是花東民眾的苦；身懷良技，他不願坐視不管。

捨我其誰，和長輩告別，他懷抱著淑世的自我期許，前往花蓮。

現在想起來，我的確做了一般人不太會做的決定。因為，三十年前的花蓮以及三十年前的慈濟，跟現在完全不一樣。要離開臺北去花蓮，不但是地理距離的遙遠，對家人來說，更是心理距離的震撼。

想起當年離開家鄉，和父母揮手告別的那一刻，簡守信仍有些感傷。

我不後悔我做了這樣的決定。事實證明，當年我若不是來到花蓮慈濟，日後也不可能這麼頻繁地投入社會關懷，包括義診、海外賑災與義診，以及參與上人救苦救難的種種付出。如果留在臺北，或許我可以有更好的收入，能做出更多學術報告，但絕對無法像現在這般貼近民間疾苦。如果時間能夠重來，讓我再次做生涯選擇，我仍會毅然決然地選擇花蓮。

只是，內心不免還是有一個缺憾；投入慈濟醫療志業，不免犧牲了與家人相聚的時間。回想起當年我帶著兒子前往花蓮，爸媽不捨的眼神，以及每次返家探親後，回程時在月臺上的離情依依。我都不免感到心酸。如今我自己已經當了祖父、有了孫子，更能體會長者想抱孫的心情；思及當年父母的感覺，我甚至覺得自己真的很殘忍。

在花蓮慈濟醫院尚未建立時，整個花東地區醫療資源貧瘠。證嚴法師親自來到偏鄉，對在地人的無助感同身受，因而立下大願，集合眾人力量，在花蓮蓋起了醫院。

醫院草創時期，不但硬體設備仍不足，連醫師都沒幾位，需要請北部醫院協助派遣醫師進駐。臺大醫院，身為全臺醫療的龍頭，當年也展現了大醫院的氣度，長期支援慈濟，輪派醫師到花蓮看診；簡守信也因為這樣的機緣，初次到花蓮為民服務。

一開始是一個月輪派一次，後來變成兩週一次。

那段時期，也正是簡守信正在思考醫者的意義，以及怎樣才能更加發揮自己的醫術，為更多民眾服務的時候。

隨著每次到醫院看診，他感受到花蓮極需要更多資源；也因為在慈濟支援，讓他有機會親自聆聽證嚴法師的使命與抱負。

他被法師感動了，也聽到自己內心的深層呼喚。

終於，他做出了影響一生的決定。

不只他，共有十位臺大醫師連袂東行。

花蓮的第一個開腦案例

當年的臺大支援醫師簡守信，後來正式成為慈濟的主治醫師。

在花蓮地區服務了十二年，寫就許多動人的醫療故事。

在偏鄉的服務總是比較辛苦的；一來初期醫療資源較缺乏，二來在地民眾的醫療知識比較闕如。

在花蓮慈濟醫院服務十二年後，簡守信轉任嘉義大林慈濟醫院，那裡又是另一個偏鄉。雖然時序已經來到二〇〇〇年，但嘉北地區仍是發展比較緩慢的鄉間，醫療資源當時落後於花蓮。

不論是在花蓮或是嘉義大林，簡守信所擔負的都是處於草創期、要從頭開始打基礎的重責大任。

以嘉義大林慈濟醫院來說，可說是在田野中建立起來的。

整個醫院，當年就是當地最大的地標，附近大部分是稻田。醫院不只是位在嘉義縣較偏遠的大林鎮，並且離大林市區還有一段距離。啟業之初，不但附近沒什麼店家，連對號火車也是過站不停；值班人員休假時間，除非往嘉義市區跑，否則幾乎沒地方可去。每到夜裡，僅有的少數店家早早關門，大地就一片黑暗；只有慈濟醫院亮著光，像是在地的一盞明燈。

如果說，到二〇〇〇年，位在西臺灣的嘉義都還是偏鄉，更別說一九八八年時的花蓮了。

提起花蓮，有一個知名的案例。以慈濟醫院的發展來說，也是當年打響醫院名聲的其中一項成功案例。但回首過程，卻非常驚心動魄，每分每秒都在與死神拔河。

那時簡守信仍是臺大醫院支援的醫師。某個晚上，一個車禍重傷病人被送進來——

那是個不到二十歲的女孩，被車禍肇逃者遺棄在事故現場，之後被路人發現送醫。表面上看來，沒有重大的外傷出血，但從她昏迷的狀況就可判斷，頭部嚴重受創。急診醫師進一步診斷，那女孩瞳孔單邊放大，情況顯示是腦出血。

問題是，當時慈濟醫院正在草創期，百廢待舉，做為開刀診斷非常關鍵的電腦斷層掃瞄儀雖已購置，但尚未安裝定位；眼前的急診病患卻是腦出血，命在旦夕，當下已經不可能再轉送其他醫院。當年的花東若有重症病人只能往臺北送；只是，送到北部前，這名女子可能早已一命嗚呼。

情況緊急，不容再有延誤。於是，神經外科蔡瑞章醫師應用學識與智慧，依著女孩的頭部外傷模擬撞擊情況，推斷腦出血的位置；非常時期，只能用非常方法，並且必須爭取時效。就這樣，當下快速確認傷處，緊急做頭顱鋸開手術，也真的找到出血的地方，即刻清掉血塊，當下挽回那女子的性命。

傷者恢復神智了，整體健康也看起來逐漸恢復。但沒隔幾天，她卻又變得神智不清，再次出現腦部重傷狀況。

蔡瑞章醫師再度思考問題發生原因：擬想整個大腦就像一塊豆腐，碰到劇烈撞擊時，會產生怎樣的反應？第一個撞擊點立刻受傷，也就是上回開刀找到的腦出血位置；但是，從模擬大腦受撞擊的情況，還可以思及第二個受創點，也就是第一撞擊點的正對方；因為處於相對位置，所以也受創了。只因初始出血沒那麼厲害，影響尚不明顯；如今出血加劇，傷患才又再次昏迷。

在眾人緊張萬分中，醫師再次判斷精準、精準下刀，找到第二個出血處。這回，病患真正得救了。

這是慈濟醫院史上第一個開腦的案例，也是整個花東地區第一個成功開腦的案例。

媒體甚至持續追蹤這個女孩多年。這位女子後來出院，過著正常人的生活，也結婚生子。可以說，如果當年沒有慈濟醫院，她的生命在車禍發生的那一刻就已經決定了，不會有生還機會。

從此，人們終於知道，花蓮竟然有一家可以開腦的醫院。花東地區急的重症醫療，確實獲得了保障。

偏鄉的醫療問題

一九八八年的花蓮，經濟發展尚未觸及的遠方。列車緩慢地行經太平洋岸，坐在上頭的簡守信，內心不只有著對家鄉的思念，也有著外來的煩憂。花蓮的醫療資源實在太貧乏了！雪上加霜的是，當地的許多思想觀念落後，地方衛生問題、民眾迷信偏方問題都非常嚴重。

因為地方風土民情不同，各種醫療的狀況也不同。他剛到任花蓮後不久，便發生一起讓他深思的案例——

某天半夜，一位病人因腹痛而緊急送來醫院。據疼痛部位來看，我們初步判定是盲腸炎；然而，開刀後卻發現，病人的盲腸狀況應該還好，但為何病人那麼痛呢？經過仔細再檢查，找來幾位醫師聯合會診，發現周邊的腸子怪怪的；進一步看，赫然發現腸子裡有蟲，這種病症在臺北根本不會碰到。

原來，凶手是阿米巴原蟲，致病的原因在於飲用水不乾淨。

像這種情況，如果是「以力使劍」或「以氣使劍」的境界，就是做個手術，把蟲去掉，把腸縫補好。

然而，這只是治標不治本。以這起案例來看，根本問題已經超越了病人本身，而是屬於整個地區的問題。當大環境飲用水就有問題，即便今天治好了，改天依然會再發生；不只這個個案，還會擴及許許多多的個案。

這個時候，身為一名醫者，該如何面對呢？

此時，自然而然的，就要朝公共衛生的領域發展。

另一個案例，發生於簡守信在大林慈濟醫院服務時期，那兒位在雲嘉兩地交界的附近，老人的密度很高，經常會面對的就是各種慢性疾病；除此之外，也會碰到屬於「當地特殊環境」的疾病。

有一個四十幾歲的中年人來看診，診斷後確認他得了口腔癌，最佳的處置方式是趕快開刀，切除病灶。

然而，對方卻強烈反對。我一開始很納悶：開刀是要救你命，你為何要反對？

在了解病人的背景後才知道，他的職業是業務員，靠著推銷商品維生；若少了舌頭，就等於斷了他的生路，他一家老少都要喝西北風了。

但癌症還是要治療啊！

儘管我苦口婆心，病患後來還是選擇去找民間偏方，任何可以不用手術的方法都去嘗試。幾個月後，他又來了，這回是被抬進來的；他的癌症此時已經擴散，回天乏術。

這樣的病人，讓簡守信深深感受到，很多時候，要醫的已經不是病灶上的問題，而是病灶背後的原因。

第一是當地人的生活習慣。雲嘉地區有很普遍的嚼檳榔習慣，導致很高的口腔癌罹患率，必須要從根本宣導。

第二也是另一個當地人的習慣，那就是有病就想找偏方，覺得西醫很可怕，動輒要動刀；然而，這種思維只會延誤醫病的時間，帶來更多遺憾。而這些，都是屬於醫療背後的問題。

後來，他藉由主持大愛電視臺的〈大愛醫生館〉節目，與觀眾分享專業的醫療知識，如今已經播出超過四千集，就是想從知識及觀念層面導正民眾尋求醫療時的思維與態度。

簡守信認為，身為醫師，不只要醫病，也要醫心；而傳遞正確的醫學訊息，便是他醫心的志業。

簡院長的感觸

雖然顧及大愛，但不免犧牲家人；每當思及，依然不忍……

二〇〇〇年以後，我到大林慈濟醫院擔任副院長；有一回，我跟一位家住高雄的年輕主治醫師聊天，問他多久回老家看爸媽一次？他回答說，大約一個月一次吧！當下我正準備念他：嘉義到高雄那麼近，怎可一個月只回家一次？

只是，還沒開口前我就無言了；因為我突然想到，自己回家的頻率可能更少，我有什麼資格說別人？

二〇一七年母親過世後，我更加感傷，陪伴家人的時間真的太少了，這也是許多專注在偏鄉工作的醫者心中的缺憾。行醫三十多年來，真要感恩父母及家人的成全，讓我能無後顧之憂地發揮醫療專業，守護更多需要幫助的偏鄉病人。

柒

創意始終來自於關懷

人醫的故事，可以寫滿一書架的筆記。

人醫的智慧，可以供廟埕老人講古一整個夏季。

但人醫不喜歌功頌德，也不覺得他的所做所為有多偉大。

脫下醫師袍，他只是個平凡的長者。

簡守信院長當年義無反顧地揮別臺北繁華，來到花東、行經嘉南平原，至今來到臺中都會，期間並多次隨著慈濟賑災團至海外義診；他見聞了發生於慈濟的種種付出及種種感動，以及慈善與醫療結合的強大力量。

人醫的日常，又是如何呢？

簡院長如何管理一家醫院？醫院同仁眼中的他，又是怎樣的形象？除了醫療專業，身兼醫療節目主持人的他，還透過哪些方式分享慈濟的大愛、以及生命的豐富與精彩？

在某個夜晚，辦公室的燈忽然熄滅；在眾人驚呼聲中，忽然有人端著生日蛋糕唱著歌走了進來；帶頭的那個人，就是簡院長。

走在嘉義的鄉間，看著大地一片青綠，心情舒暢之餘，只見左近那位農夫怎麼有點眼熟？待他轉過頭來一看，怎麼也是簡院長？

點點滴滴，構成簡守信院長的日常，也是他與醫院同仁以及慈濟人所共同譜寫的記事。

第十九章　莫等閒，白了少年頭

二〇一八年八月一號，對簡院長來說，是個很有紀念意義的日子。

三十年前的這天，他做出了一生的重大決定，遠離當年人人稱羨的臺大，到偏鄉花蓮服務。

當時的一頭青絲，如今已鬢髮斑白。回首這一路走來的點點滴滴，他不禁想起岳飛的〈滿江紅〉：

怒髮衝冠，憑欄處，瀟瀟雨歇。
抬望眼，仰天長嘯，壯懷激烈。
三十功名塵與土，八千里路雲和月。
莫等閑，白了少年頭，空悲切。

從花蓮一路走來的青年

如今擔任慈濟臺中醫院院長，身負重任，每天忙進忙出，少有休息的機會。

在往返臺中與花蓮的路上，簡守信偶爾還是會讓思緒飄向三十年前，未曾忘懷的是，當年那種拋下名利思維，義無反顧地想在醫療荒漠有一番作為的雄心壯志。

他也很慶幸，內心裡那股熊熊燃燒的烈火，未因歲月荏苒而熄滅。當然，回憶起過往，他最難忘的，還是當初篳路藍縷的歷練；如今，慈濟醫院不論在醫療品質、醫院設備或者是學術發展等方面，都有了頂尖的成就。每當思及初至慈濟的那段時期，有限的醫護人員在克難環境中齊心共濟的情景，他仍不禁滿心感動。

花蓮慈濟醫院從開始的創業維艱，到後來成為花東重要的醫療機構，我們這群開路先鋒確實在花東外科領域發揮了打底厚基的作用。

從最初的百廢待舉，到一個個科別的建立；從人們半信半疑地看待，到後來成為花東地區的安心保證。一路走來，有志一同的醫師們一代又一代地在每個關鍵時間點扮演著見證的角色。從神經外科、骨科、整形外科、心臟外科，每一次手術，都代表著花東醫療史上一個新的里程碑。

花蓮實在很遠啊！三十年前更是交通難至。簡守信記得，有一回農曆年後想回臺北看望爸媽，票都已經買好了。但是，走到月臺時他傻眼了，只見車廂裡擠滿了人潮，就算手中有票，也進不了車廂。正在焦急萬分時，剛巧有位同事在車內看到簡守信，趕忙叫他的名字，要他先把行李丟上去，然後拉著他的手，就這樣從火車窗戶爬進去。

另有一次想回臺北時，不巧正發生五二〇農民抗爭；不但火車延誤，到臺北車站後，也因周邊道路封鎖，連計程車都叫不到。只好在三更半夜裡走了很長一段路，好不容易才攔到車。

因為交通如此不便，所以肯去花蓮服務的醫師真的不多。

醫師人力缺，護理人員又何嘗不缺？

當年慈濟護專尚未成立，花蓮如此偏遠，很難吸引到都會地區的人才；

每當有新人願意投入慈濟醫院的行列，醫師們都會倍加珍惜。

當年沒有護理學校；沒關係，幾位年輕醫師們，白天擔任病人的守護者，一有空檔，都搖身一變，成為南丁格爾們的老師，提升護理人員的專業素養。

沒有額外津貼，也沒有接到相關指示，全然自動自發地，幾位醫師輪班為護理人員規畫各種專業課程。那些護理人員多半都年輕，經驗雖少，但滿腔熱誠；捨棄休息時間來研習進階的護理技能，也沒人抱怨。

慈濟護專成立之後，簡守信也固定要去學校教課；他當年教的不是外科學，而是免疫學。有機會在醫院或學校教課及分享時，他也不只是教醫護領域的專業，還經常分享歷史、藝術、詩詞以及與人文素養相關的內容。

在克難環境裡，一個人經常要當成兩、三個人用，有時不免手忙腳亂；但彼此互相關照，從沒因此出什麼差錯。

年輕的心歡喜飛揚，但從未忽略醫病關係；有時候在診間，心情舒暢之餘，也會哼著歌，與護理師們談天說地，和樂融融。在那樣愉快的氣氛下，大家也能忘懷臨床工作多麼辛苦。

年復一年，轉眼間，如今已過耳順之年。那個滿腔熱血的青年，就一路從花蓮走到現在。

從最初進駐花蓮，後來除了在醫院診療，也在臺灣各地參與救災及義診，包括九二一大地震、莫拉克風災、桃芝颱風等，幾乎無役不與；義診的腳步，甚至遠赴中亞，行至中美洲。

多少個日子裡，人在異鄉，與心愛的家人十多天未見乃平常事。好不容易有空打個越洋電話，一時間也不知道該講些什麼，只是輕輕地跟孩子說：「在家好好照顧媽媽，沒什麼事，我要掛斷電話了。」

電話剛掛上，內心縱然不捨也要打起精神，前面災區，還有許多需要醫護的民眾等著呢！

於是，他邁開大步，踏過滿地的塵土，對著夥伴招招手——我們走吧！

回首前塵，滿江紅

岳飛的那首〈滿江紅〉說的是什麼呢？

年少時的簡守信，讀到這闕詞時，讀著、讀著，感到意氣風發，卻也不求甚解。

當自己走過歲月，回首來時路，這時已升任醫院院長的他，才終於了悟岳飛當年的內心澎湃。

從前讀這闕詞，我的理解是：岳飛忠心耿耿，卻被朝廷小人陷害，所以他填詞宣洩心中悲憤；「三十功名塵與土」便是他心中的委屈，認為他如此為國為民，最終卻像塵與土般地被漠視。

但是，走過這段醫療長路，如今我已有了全然不同的體驗。相較於整個世界，人類是多麼渺小！

當我走過尼泊爾、走過巴基斯坦、走過墨西哥……旁人以為我付出許多；然而，我走過越多地方，越感受到自己的微不足道，這世界總是有那麼多需要我伸出援手的地方，而世界各地的慈濟人，也為愛而盡形壽付出。

三十年來，就算醫治過成千上萬人，就算參與過大大小小的賑災義診，最終，我仍只是人生路上的學徒。

「三十功名塵與土」，是的，這一路走過許多塵與土，我做的仍不夠，還需要不斷用心，不斷努力。

簡守信覺得，他跟著證嚴上人，跟著慈濟團隊，這些年來心靈不斷成長。

如果當年他選擇留在臺北，就不太會有機會親炙上人的教導；和慈濟整個大家庭相比，他覺得自己的付出，如塵與土般微不足道。

當年，慈濟雖已有些名氣，但影響力和今天完全不能相比。證嚴上人一心想在花蓮蓋醫院，四方尋求支援；許多人得知他的心願，包括蔣經國前總統、林洋港先生、李登輝先生等，都相繼來到花蓮了解與協助。

醫院蓋好後，錢的問題還是其次，最大的困難還是在於人才。花蓮那麼偏遠，誰有意願來呢？

關鍵時刻，當年的臺大醫院副院長，同時是耳鼻喉科權威醫師杜詩綿，扮演著重要角色；他是位心胸寬大、樂意給學生鼓舞的好長官，有著令人崇敬的學者風範，應證嚴上人之邀到花蓮慈濟醫院擔任第一任院長，而簡守信選擇到花蓮服務，多少也受到這位恩師的啟迪。

一九八七年還以兼任方式到花蓮協助；次年，便成了花蓮慈濟醫院的專任主治醫師，就這麼走過三十年。

這是「三十功名塵與土」。

而讓簡守信感觸更深，也是這些年才真正有體悟的，就是「八千里路雲和月」。

回顧歷史長河，我那份對醫療的心，就好比雲和月。怎麼說呢？如此走過歲歲年年，好像經歷過很多，似乎見聞廣博、閱歷豐富。然而，回首過往，其實每個人仍只是光陰的過客；前人種樹，後人繼續耕耘，沒有誰特別重要，沒有誰不扮演著傳承者的角色。

不必歌功頌德，只是堅持信念，凡事有所為、有所不為。更不必自抬身價，比你貢獻更多的人如過江之鯽，前仆後繼；和他們相比，我們真的如滄海之一粟。雖說如此，也不必妄自菲薄；凡走過必留下痕跡，我們雖不是最好的，但只要曾經奮鬥，對得起自己，也就對得起所有關心過自己的人。

驀然抬頭，天上明月，千古依舊；不須計較，不須歎疚，更不須悵惘。心好似明月，三十年來走過這八千里路，到頭來，雲仍是雲，月仍是月。

這也讓我想起蘇東坡的那句詞：「回首向來蕭瑟處，歸去，也無風雨也無晴。」

雲淡風輕，就是走到耳順之年的我，內心的真正寫照。

慈濟歲月經年，簡守信看到很多人受傷，然後逐漸康復；也有人走到歧路，一念之差，慢慢成為邊緣人。

身體的損傷，還可以靠醫療技術救治；心的損傷，除了靠眾人的愛心關懷，最重要的還是得靠自己醒悟。

遙想到當年，上人一心解決花蓮在地貧困居民的就醫問題，要讓無力負擔醫藥費者也能看病；他並且每天都會到醫院探視病人，也在那個時期，上人的行儀點滴融進簡守信的心。

三十年來，上人又做了許多事，慈濟的影響力也遍及海內外。簡守信覺得自己要更加努力了。

其實，只有努力還是不夠；要把握因緣、珍惜時光，用心面對人生的一切。

不管幾歲都是一樣。

這樣的心情，也就呼應了〈滿江紅〉裡的那句嗟嘆——

莫等閒，白了少年頭，空悲切。

清風徐來，水波不興

在花蓮慈院草創時期，醫護人員之間沒什麼隔閡，有心事也會彼此分享。如今，簡守信已經是簡院長了，年輕同仁們看到他，多少懷有幾分敬畏；當年打成一片的情境已不可復得，這也是人事變遷之必然。

和同仁們開會時，或在年度的重要場合上，當他發言或致詞，總會加入很多的人文關懷。

他總是不時提醒同仁，技術專業那是基本的；但是，有「醫技」之長，仍只是個醫匠；要常存「醫心醫德、貫徹始終」，那才是醫師。

從以前到現在，他最常引用的文學家，可能就是蘇東坡了。

例如，每當講到從醫多年來的心境，他就愛吟誦——

莫聽穿林打葉聲，何妨吟嘯且徐行。

竹杖芒鞋輕勝馬，誰怕！一蓑煙雨任平生。

這詞句背後，有著一種灑脫。所謂「穿林打葉聲」，不只針對慈濟醫院的發展本身，也可意指一路走來，隨著社會變化，醫療環境形形色色的改變。無論認同或誤解，慈濟醫院仍堅持投入許多與營收無關的義診、往診，用踏實的行動來關懷社會，堂堂正正，無愧於心，不去計較各種雜音。

如同在慈濟醫院的官網上，明白宣示慈濟醫院的成立理念——

累積十餘年救貧經驗，證嚴上人體會「因病而貧」，懷抱悲心，繼慈善志業之後，再度挑起重擔，發願為缺乏醫療設施的臺灣東部民眾籌建醫院，以病人為中心，推向「人本醫療、尊重生命」的願景，提昇東部醫療水平。以延續佛教慈悲精神為立基，一九七九年發起建院，籌建歷程百轉千折、倍嘗艱辛，終在「福田一方邀天下善士，心蓮萬蕊造慈濟世界」之號召下，匯聚愛心力量，共成建院善舉。一九八六年八月，佛教慈濟醫院矗立於花蓮，開啟「守護生命守護愛」之慈濟醫療志業新里程。

臺灣慈濟醫療志業網絡，包括花蓮慈濟醫院、花蓮玉里、臺東關山、嘉義大林、臺北新店以及臺中潭子慈濟醫院。簡守信服務三十年來，就投入了花蓮、嘉義以及臺中的慈濟醫院；內心始終不忘初衷，持續著「人本醫療、尊重生命」的核心思維。

在這樣的思維下，義無反顧地「吟嘯且徐行」。

另一篇簡守信最愛與人分享的蘇東坡作品，正是那首膾炙人口的〈赤壁賦〉，他至今仍可以將這篇文章從頭背到尾。

蘇東坡的胸襟真是偉大！看他的作品，氣勢磅礴；但你可知道，他當年寫這篇文章的背景，是剛被貶到黃州的時候；在那之前，他還被當時的新黨羅織罪名，關入監牢一百多天，可以說九死一生！相較來說，被貶到黃州已算不幸中之大幸。一般人如果遭此打擊，可能就抑鬱寡歡；但從這篇文章來看，他的心卻依然廣闊。看他撰文的氣勢——

月出於東山之上，徘徊於斗牛之間。白露橫江，水光接天；縱一葦之所如，凌萬頃之茫然。浩浩乎如馮虛御風，而不知其所止；飄飄乎如遺世獨立，羽化而登仙。

最後，蘇東坡寫道——

逝者如斯，而未嘗往也；盈虛者如彼，而卒莫消長也。蓋將自其變者而觀之，則天地曾不能以一瞬；自其不變者而觀之，則物與我皆無盡也，而又何羨乎！

這更是超然的境界；唯有心境之超然，才能不受諸般變化之撼動。

什麼是變？什麼又是不變？人跟自然都永遠處在變動中；人的身軀會衰老，滴水穿石，歷經千百年的景物也會變遷。不過，心境可以超然，可以守住那分清明，那分「清風徐來，水波不興」的淡然。

除了心境之超然，簡守信認為，醫者還應該培養獨立思考的能力。如果連自己該堅持的是什麼都不知道，又談什麼「堅持」呢？這些似乎和醫療領域沒什麼關係；但實際上，卻密切相關。一個醫者如果不能獨立思考，那就別談想要建立什麼影響力。

醫者當然需要影響力！因為，對病患來說，他正處在極度茫然惶恐的狀態；如果醫者給他的感受是不明確的、是有距離的、甚至是冷漠疏離的，那就無怪乎病患在惶恐之餘，會往其他方面尋求協助。

多年來，簡守信時常看到，原本一個可以經由正規醫療好好醫治的病患，卻因為誤信偏方，或者尋求非正規療法，延誤寶貴的醫療時機，再度送醫時已經無可挽回；若因此還把責任推給醫院，那醫者更加冤枉。

然而，如果平常醫者可以多花一分心思，願意跟患者多一分交流、多一分溝通，醫者內心的理念就能化成一種影響力，甚至讓病人感受到「你是在乎我的」、「你知道我害怕什麼」。若能這樣，病人還會往外求援嗎？明明已經人到了醫院，心卻飄向錯誤的地方，那可真是醫病之間最大的遺憾了。

惟江上之清風，與山間之明月，耳得之而為聲，目遇之而成色，取之無盡，用之不竭，是造物者之無盡藏也，而吾與子之所共適。

當醫者與患者能夠「共適」，好的醫病關係才能長存。

簡院長的感觸

為何選擇跟他，而不跟你？

設想一個情況：我們去非洲旅行，在叢林迷了路，正不知所措時，看到一個好像官方的人，跑去求援，一邊比手畫腳、一邊拿著地圖提出問題。他雖然費心地跟我們講說，可惜我們聽不懂他的語言！他只能無奈地離開了。

然後，有一對熱心的夫妻主動前來攀談，非常和善，又是奉茶、又是笑臉迎人的，我們當然就跟著他們走囉！因為，在茫然無措的當下，他們就像落水後攀到的一根稻草，是落水者生存下去的唯一希望。

只是，那對夫妻其實是人口販子，是要把人抓去賣掉的。

許多醫病關係是否也像是如此？

如果，醫師嚴肅地只用專業術語解釋病情，病人聽不懂，也無法解決心中焦慮。然後，有江湖郎中或賣假藥的商人趁虛而入，笑臉迎人，極力討好，病人的生命就被他們牽著走了。

當人文關懷與專業並進，患者才能得到真正的照護。

這也是慈濟醫院被肯定的一大特色。

第二十章　關於溝通以及說故事

許多人好奇，如果當時沒有決定念醫學系，簡守信會從事哪一行呢？也許投入文學及教育領域？因為，他吟咏古詩詞，並且經常將這些古人的智慧融入他的教學理念裡，在各種場合裡演講分享。

除了文學，簡守信對藝術、歷史領域也多所涉獵，是一位文質彬彬、深具人文素養的文人院長。但如果人生再走一次，他依然會循著自己的務實與理想往醫學前進，同時不會忘懷對人文與藝術的熱情。

用影片及圖片說故事

如果說要選一個好話題，既要能夠與人交流，又能夠傳達某個的理念，最佳的選擇可能就是電影了。

實務上，簡守信經常在介紹某個理念、某個意境，或甚至想引用某個形容詞時，便會神來一筆地舉電影為例。

學生時代的我，真的很喜歡看電影；大一時，曾經一天連趕三場電影。以那個年紀來說，其實人生閱歷不夠，很多電影情節似懂非懂。例如，看到《單車失竊記》，最初只感到「那個主人翁好可憐喔！」直到年紀漸長，才對影片背後的社會現象有所省思。還有像是《真善美》這部電影，在不同的年紀觀賞，便有不同的體悟。

二〇一八年，奧斯卡金像獎剛公布，簡守信就舉得獎的《最黑暗的時刻》為例，來與同仁分享理念：

二戰前夕，邱吉爾面對如狼似虎的敵人步步進逼，在與希特勒簽訂和平協議的妥協，與堅守立國理念及民主價值之間，他選擇後者。同樣地，我們處在一個多元化的社會，經常會聽到負面的批評指教；或者想推廣某個運動，也預期會聽到反對的聲音；有時，甚至負面的音量比正面支持的多。在這時，如果我們確定自己走的道路是對的，如何能讓自己不為外界的壓力所動搖，堅持往前走？

純以溝通的角度來說，從實習醫師時代，簡守信就知道，最好的溝通媒介就是影像和圖片。不只跟小朋友說話要看圖說故事，大人其實也都愛看故事；所以，翻開一本書或雜誌，如果有附圖片或照片，人們會比較願意看下去。也因此，在〈大愛醫生館〉中，他也貫徹這樣的理念；因為，再多的理論說明，都比不上一張照片來得一目了然。至於面對面談話，電影就是不錯的話題。

事實上，簡守信甚至覺得，可以用電影來比喻醫療生涯。

用電影說醫療人生

有人說人生如夢，有人說人生如戲。

如夢，感覺上虛無飄渺又帶點詩意美感；如戲，就精彩紛呈，用喜怒哀樂構築很多一生的情節。

簡守信常覺得，許多時候，醫療生涯也像是一場電影。

每部電影，都有一定的長度，會有一個主題故事，故事的背後還會有其他故事；會有主線、有副線，有第一男主角、第一女主角，也會有男配角、女配角。好的電影，就算敘事軸線多元，導演卻可以亂中有序，讓觀眾感覺進入一個燦爛的萬花筒。

好的電影，也會讓人回憶良久；人們可能忘了學生時代念過的書本，卻不會忘掉他最鍾愛的電影劇情。如果以電影比喻醫療，例如醫病關係的互動，便要思考如何能對患者帶來終身的好影響？因為，這部「好電影」若在他心中種下好印象，多年後他仍願意回顧，而不是寧願遺忘。

他認為，每部電影都有中心主軸，醫病關係也是如此。醫師和病人的關係是一條主線，醫師和病人家屬又是另一條；而所有在醫院出現的元素，諸如護理人員、醫療宣導、病房氣氛等，都像是拍電影的元素。好的導演，可以將這些元素完美融合，創造溫馨的醫病關係；不好的導演，卻會把這一切安排成病人的夢魘。

無論哪一部戲，終究有落幕的時候；有的病人康復出院，有的病程無法回轉，被送進安寧病房能不能讓電影落幕時，畫面在柔美的音樂聲中慢慢淡出，為觀眾留下雋永的感觸？就算某個人不得不從人生舞臺上退場；他在世時的一顰一笑，能不能留給生者美好的印象？就算事隔多年，讓生者回憶起來，還是會不禁輕輕地微笑……

醫院本就是有故事的地方，每件醫療個案都是電影作品。許多電影會在人們心中留下經典畫面，好比《外星人ET》中那幕主角以月球為背景、騎著腳踏車的畫面，或是《鐵達尼號》裡，羅絲與傑克站在船頭迎風相擁的畫面。身為醫者，走過幾十年的醫療歲月，有沒有留下什麼雋永的畫面？

在簡守信的回憶裡，的確有許多這樣的畫面。他覺得，他目前拍過很多精彩的電影；在那些畫面裡，他看到很多美麗感人的身影。於焉，他的醫療生涯，無怨無悔。

簡院長的感觸

如果回到定點的那一刻。

如同一部電影，最終結局可能是皆大歡喜，也可能是悵然失落。不過，即使主人翁一步步地走向無可挽回的悲劇，若是依著他的每個行動往前推，或許改變其中的某一步，便還來得及挽回。

第一次世界大戰爆發時，如果順著劇情往前推，可否來得及在刺客拔槍準備暗殺裴迪南公爵前予以制止？其實，倒推至這一步還不夠；這回沒被暗殺，可能另一個場合他也會被暗殺。再往前推，還要回溯到哪個時間點呢？也許，公爵說了某句不該說的話，或是做了某個會引起殺機的決策等。

以醫療來說也是如此。也許某個病人的故事已無法挽回——例如他已經癌末或者病入膏肓；但是，把他的故事往前推，也可能會找到一個定格，可以做為後人借鏡；那個定格或者警告我們要改善工廠環境，或許提醒我們要留意飲食。身為醫者，是否能夠做這樣的反推，找到那樣的定格？這是值得省思的。

醫療不只是冷冰冰的數字。

醫療可以有藝術的美感，也可以有文學的抒情；這表現在醫病關係間，也可以表現在師徒傳承裡；主劇情可以是奮鬥互勉，也可以是相知相惜。

一個只談科學，不談文學、不談夢想的醫者，就好像自己給自己戴上一副「專業」的手銬；他的世界被局限了，被困在四面沒有出口的牆垣裡；他可能是技術一流的名醫，卻總是無法快樂。

當某一天他懂得解開專業枷鎖，重新去認識人性；那時，窗外就會有春天，然後他就可以走進春天裡。

第二十一章　如何帶領同仁

如何經營好一家醫院？

談慈悲、談關懷、談悲天憫人的不捨與付出，並不表示，管理人只要談愛論理，就可以讓醫院無為而治。醫院，當然也需要永續經營；否則，若自己都走不下去，又談什麼助人呢？

多年來，慈濟醫院不刻意追求超高績效，但也不會因關懷就忽略經營管理。這二者不但不衝突，甚至當醫院的關懷人文變成特色時，還有加分作用。

如果沒來到慈濟這個家庭

來到慈濟醫院後，簡守信發現，對於醫院經營，證嚴上人的關心焦點永遠是：

為什麼會生病？有沒有辦法讓這病發生率減少？

怎樣讓病人減少痛苦？有沒有更符合患者需求的療法？

我們真的把病人照顧到最好了嗎？有沒有可以做得更的地方？

不談醫院經營管理，只談做為一個醫生應該如何善待病患；長此以往，簡守信也深深感受到上人的慈悲心。

我可以非常肯定，醫療和慈悲關懷本就沒有衝突；事實上，慈悲本就是醫療的一部分。然而，現代醫療反倒把慈悲這部分捨棄，還以為慈悲是一項慈善事業。

如同我說過的，醫院的英文為hospital，其字源的原意就是好客、殷勤款待，以及慷慨、心胸寬大。衍伸其義，並用兩個字來涵括的話，其實就是「慈悲」。

慈濟醫院最初創立的精神，就是為了「守護生命、守護健康、守護愛」；醫師們在慈院裡，更能真誠自在地發揮良能。

簡守信很感恩來到慈濟醫院服務；如果當年繼續留在臺北，發展肯定不同。並不是說其他醫院不好，而是如果當年沒來到慈濟，可能就無法那麼廣泛接觸醫院以外的人，認識那麼多一起付出關懷的朋友，到第一線和地方鄉親互動，還有前往海外照顧受難的他國孩童。簡言之，來到慈濟，讓生命的廣度、寬度以及豐富度，都更加不同。

其實，簡守信從學生時代就具備敏銳而豐富的人文素養；這樣的人，不論是哪家醫院服務，甚至不論從事哪一行，都可以散發出溫暖的光芒。差別只在於，有好的資質，是否有更好的土壤讓美德茁壯，進而開枝散葉。

上人的慈悲心，為慈濟志業體提供了最豐沃的土壤，有志有能者，因為好的土壤，也得到好的發揮。

當然，除了人文素養外，簡院長在經營管理上也有其不凡的領袖魅力。這點也得到許多專業人士的肯定。

簡院長的「感動」管理

「他是個非常有執行力的人！」

提起「簡院長」，曾在他身邊服務過的幕僚或祕書們，都非常肯定。「他腦袋裡有很多想法，並且都不會是說說而已，每一項都可以具體落實，並且院長很會關心進度；如有怠慢，看到院長來電時真的會膽戰心驚。」

被同事這樣形容，簡守信似乎是個很嚴厲、甚至有點「可怕」的人。然而，同樣地，他的大愛付出，多年來也備受各界肯定。包括他經年累月在臺灣投入醫療義診工作，以及長年參與國際賑災與義診，也包含他持續至今超過十七年，為了推廣正確醫療衛教知識，不支領任何報酬，主持了超過四千集的〈大愛醫生館〉節目。既嚴厲又有愛心，兩者卻完全沒有衝突。

以前，院長個性比較急，事情交代下去沒多久，就會來追蹤執行進度，所以在他身旁做事真的不能太怠慢。

不過，這只是院長比較嚴格的一面，他也有親和的一面。

提起院長，曾在他麾下工作多年、某位負責文書的同仁，有一籮筐的故事可以說——

那時候，我受命整理記錄一些醫院的小故事，不定期發表文章；書寫的可能是個醫病之間溫暖的對話，或醫療團隊間互助的小小感動等。這是我該做的事，也是我當時日常生活中的一部分。

有一次，突然手機來電，是院長親自打來的！日理萬機，帶領一千八百多人的院長，竟然會透過祕書轉電話到我的手機！身為基層同仁，誰不會緊張啊？結果，他來電只為了講一句話：

「我看到妳那篇文章了，整理得很用心，辛苦了！再忙也要記得休息。」

只是幾秒鐘的對話，在我還囁嚅著不知怎樣表達感謝，被緊張感綳到不行的時候，對話就已經結束。那通電話就像夢一般。

當我從震驚中回復，放下手機要準備工作的時候，內心卻有著滿滿的溫暖。

這就是簡院長，他訂定目標，認真帶領大家執行，但不會忘了關懷同仁。對他來說，如果我們對於平常不熟識甚至完全不認識的病人都可以用心關懷；那麼，對平常如一家人般的員工，不是更應該關心嗎？

其實，這樣的關懷電話，不只一位同仁接到過；只要感受到同仁的用心付出，簡院長會不吝表達肯定與感恩。

初次接到電話的同仁難免緊張；然而他的來電，往往不是關心進度，就是感恩對方——

今天那場手術你做得好，辛苦了。

今天我看到妳安慰了那床病患的家屬，妳的用心我有感受到。

今天活動辦得很成功，大家真的很棒！

今天你在大廳導引一位老太太，你的付出大家都很感謝。

還有許多時候，他準備實質的小禮物送到同仁面前，親自說聲謝謝；他也總是樂於在各種公開場合，分享他對同仁用心付出的感動。

在這樣的主管領導下，同仁們有志一同。這種能夠帶動上下各部門同仁的力量，絕對不是靠威權統治就可以做到。

因為內心感動，於是願意追隨；因為打從心底佩服，所以對於院長的任何指示，都樂於從命。

簡院長本身追隨證嚴上人的德澤，醫院經營不以營利為主要目的。

但是，他也把醫院經營得有聲有色，不斷成長。

這都源自於簡院長「感動」管理的實力。

簡院長的感觸

常常要問自己，最近有看過哪些書。

醫師不能只看論文或專業雜誌，還要經常閱讀能感受到智慧火花的書籍。一個人在某個專業領域耕耘越久，越會誤認為自己已經是高手。世間上，如果你自滿於現狀，他也自滿於現狀，這樣就是一潭死水了。當他成長，然後你跟他互動，過程中發現自己不足了，急起直追，這樣就會有進步。

我總是鼓勵同仁們多閱讀，也多和朋友分享交流。好比說，我三不五時丟幾句古詩詞出來，不是要顯示國文造詣多深，只是要在大家的心池上丟下一塊石頭，希望「吹皺一池春水」，激盪一下，知所不足，始有成長。

和同仁們互動時，我常會覺得，是我是在跟他們學習。

有時候，我在思考一些事情時，想著想著，表情就嚴肅了；沒想到這樣的我，反倒讓身邊的人充滿壓力。就有身邊的同仁善意提醒我：院長，你要多笑笑啦！因為你的情緒會牽動很多人耶！

這就是一種學習；當局者迷，旁觀者清，反倒是身旁的人可以教導我。

基本上，若非急事，我不太去打擾員工，特別是下班時間，大家都辛苦了一天了，我不會發Line給他們；反倒是員工主動Line給我。別說我關懷他們，我覺得，他們對我的關懷更多。

我也會時常提醒自己：你要人家記得怎樣的你？

不要到最後，別人只記得你整天罵人，這樣的形象就太糟了！

第二十二章　與大地同脈動

曾經和簡守信共事過的人，相信都會有許多可以分享的趣味故事。每到一個地方，不論對患者的關懷或是對在地居民的訪視，他從未間斷；在大林慈濟醫院期間，特別能看出他的用心。

一方面，由於醫院所在環境屬於偏鄉，相對西部其他都會來說，是資源較少、發展腳步較落後的地方。創院院長林俊龍在美國行醫二十多年，不但有開闊的胸襟，又深具慈濟人文理念；也因此，醫院上下花了很多心思，對在地社區做深入經營。

同時，也因為交通不便，相對來說，醫院同仁不論是下班或休假後，周邊較少有可以休閒的地方。這種特殊的時地背景，同仁間的互動反而更有一家人的感覺，院長室主管也把這裡當成一個大家庭般來照顧。

另一方面，從花蓮調任嘉義後，簡守信先是擔任副院長，後來又升任院長；從啟業一路陪伴，正式成為醫院的大家長，也更能展現他的管理哲學。

二〇一二年，來到相對繁華許多的臺中慈濟醫院，他的管理模式又有不同，但對員工的關心不變。

用手語展現我們的感恩

不論多麼忙碌，只要是和同仁、志工感恩有關的事，簡守信再忙也會參與，並且還會提很出很多「創意」。

「讓我們來打拳吧！」

有一年在準備歲末活動，簡院守信這樣提議。

「打拳？院長，您是說，邀請類似西螺武術團體來表演嗎？」

「當然不是，這是醫院要對志工表達的感恩，當然由我們的醫師自己來呈現啊！一方面讓醫師們乘機運動、彼此互動，一方面也表現出醫護人員的誠意。打拳，當然是醫師們上場！」

就這樣，那年的歲末，醫師們在工作之餘，都要開始練拳。

簡守信的每個企畫，乍聽起來可能天馬行空，但每個活動都一定有個重點，那就是「團隊合作」。

這群本非武術專業的醫師，單槍匹馬上陣可能會顯得花拳繡腿；一大群人神情動作一致，就能展現出萬眾一心的氣勢。既然要正式表演，就必須大家有默契、有節奏，從紮馬步開始練習，一步步依照教練的指導學習；這也表示，所有參加的成員，平常要更緊密地互動練習，否則默契何來？藉由這樣的方式，醫師們彼此間交流更緊密。

那段時間，一有空檔，醫師們就要分批去「練拳」；甚至有時在辦公室準備資料，起來走動走動時，手會不知不覺地比畫個動作；一旁的護理人員先是白眼，然後又忍不住笑出聲來。

打拳、打鼓，此外還有比手語。

手語演繹是慈濟的一項特色。慈濟透過肢體演繹，可以傳達淨化人心的佛經義涵，營造另一種感動；更重要的是，演繹者在反覆練習時，不斷與自心對話，團隊成員之間也產生了心靈的共鳴。因此，簡守信經常帶隊參與巡迴演出。

身為醫師，特別是累積多年經驗、對醫術了然於胸的醫師，往往忘了自己在專業之餘也是一個活生生、有感情的人；病人看到醫師，不是只看到一個醫療專家，也看到一個與他對話的人。同樣地，許多醫師處在自己專業的科室裡，除非是碰到跨科會診，否則都把自己的診療間當成小小世界，不知不覺間越來越封閉。

團體手語演繹時，你只是眾多成員中的其中一個；但是，你的不協調，就可能破壞整體的表現；因此，必須心中關注著其他人。透過手語，可以讓人與人間互動起來；而用手語進行大型表演，更是所有參與者都要彼此關心、彼此互動。

也就因為如此，這個活動後來才會如此成功。

慈濟醫院的醫師們，應該也是所有醫院的醫師裡懂的「語言」最多的；因為，應該沒有其他醫院有那麼多專業醫師懂手語吧！

讓我們一起種田去

鋤禾日當午，汗滴禾下土；誰知盤中飧，粒粒皆辛苦。

這是句勉勵人們要感恩惜福、吃東西不要浪費的詩句。這樣的詩句，和醫療有什麼關係呢？

在嘉義大林，有很高比例的人口是從事農業相關工作，簡守信想要表達對農民的感恩；不過，他的感恩不是口頭式的宣導治家格言。醫師們在求學時都是高材生，哪還需要這種訓誨？他想帶動大家做得更深：要帶著醫師們親自去種田！

就這樣，醫院找到一塊原本處在休耕狀態的地，地主因為年邁以及人手不足而無法耕種，便由大林慈濟醫院恢復耕種。

種田是很專業的事，還是需要真正農民協助，指導同仁耕作。

如同簡守信推行的很多政策，包括往診、訪視等，並不強迫同仁參與；但是，大家感受到這個活動背後的深意與樂趣，醫師們都樂意親自來體驗。

具體來說，這件事有什麼意義呢？

平常，我們看到勞動百姓來看診，醫師可能就把他們當成一般患者，哪裡痛就看哪裡，按需要開處方拿藥；好一點的，會對患者表達關懷。

但是，透過「腳踏實地」地下田，醫師們更能理解，為何農民常說腰痠背痛？那是因為，耕作時整天都要把身體彎著，邊滴汗、邊插秧、拳草，長年累月下來，當然腰痠背痛。插秧看似很簡單，但實際插插看，走著走著，回過頭來，根本秧苗都插歪了，你還得回頭重插，哪有那麼簡單？況且，包括除草、施肥，每天與泥土為伍，下半身都是泥巴，在泥中行走特別需要腿勁。

當有了這樣的親身體驗，下次你看到農民上門來看病，還會覺得他只是「某個患者」嗎？不會的，你會覺得跟他有共同的經驗，可以對農民的苦楚「感同身受」。

這就是當初期望醫師們親自下田的原因。

除了種田，大林慈濟醫院還常態地參與社區活動，包括協助貧病弱勢個案居家打掃，以及社區舉辦活動時，醫護也組隊下場與民同樂等；至於義診以及健康宣導，本就是常態要進行的事。

只不過，有了種田以及社區居家打掃這類的互動後，大林慈濟醫院與在地居民的關係更緊密，大家也更認同這是「咱們在地的醫院」。

節能減碳落實做

提起簡守信的「創意」，還真不是只有一件兩件而已。

不論是醫院內部的表演，或者參與社區的種田，所要傳達的，都是一種「將心比心」以及人際關係的互動加強。

但是，他還有另一種措施，是屬於環境保護領域的。

所謂「家事、國事、天下事，事事關心」，簡守信雖然日理萬機，但他對時事的脈動卻非常關切。早在環保意識剛抬頭，民間大部分還沒那麼投入時，他就已經認知到環保議題非常重要，今天不做就會貽害子孫。

他具體落實環保，有些創舉後來還變成慈濟醫院的特色。

最典型的例子，就是慈濟再生紙。

每隔一段時日，醫院都會清理出一批機密文件，像是病歷或者內部會議文件等，不能當資源回收或垃圾丟棄，而必須銷毀，這樣的文件量還挺大的。

簡守信覺得這樣實在太浪費了！於是仔細研究，甚至派人去紙廠學習如何製作再生紙。其實，步驟並不難：將回收紙泡水，用果汁機打成紙漿，再以濾網篩出紙漿，擠壓晾乾，就誕生出一張張質樸的手作再生紙。

歲末感恩志工的時節到來，同仁就運用這種再生紙來手寫感謝卡；收到的人會覺得這卡片很有質感，也格外溫暖感動。

大林慈濟醫院後來也透過教學，在社區與在地居民分享，許多團體如今也都會製作這種再生紙，作為致謝的小卡片。

落實環保，還表現在很多層面。

早在臺灣的「健康促進醫院」觀念萌芽初期，林俊龍院長就帶著大林團隊代表臺灣走入國際，與世界各地醫院交流，展現出的成果每每令國際人士大為驚歎：世界上竟有一家醫院能全方位落實健康促進醫院，從病人健康、同仁健康、社區健康到環境健康，都有著具體的成果。

在足智多謀的簡守信領軍後，許多理想從實踐中發揚光大。其中一個環保運動，就是鼓勵同仁們少搭電梯、多走樓梯。現代有許多企業內部也喊出這樣的口號，但大部分只是喊喊而已；然而，在大林慈濟醫院，卻是有具體的政策的。

簡院長的作風，就是說到做到。他認為環保概念要推行，不但可以節能減碳，對長期久坐的同仁健康也有幫助。院長推行「五四運動」——往上五層樓，往下四層樓，不要搭電梯。這不只是宣導，醫院還舉辦「比賽」，甚至在每層樓梯間裝置「打卡機」，同仁們上下樓梯時經過就刷卡，就可以統計階梯數，給落實的同仁實質獎勵。

而今，看到許多企業在這方面的宣導活動，都會想到，宣導久了就麻痺了，還是像當初簡院長這樣把爬樓梯變成運動，最是高招。

簡院長的感觸

苦民所苦，然後才能成良醫。

為什麼很多民眾願意去夜市買來路不明的藥丸吃？除了因為身體不適、真的需要吃藥外，也因為醫師「不懂他的心」。透過親自參與農耕，從此病人知道，這些醫師們不是口頭安慰他們，而是他們自己也是「過來人」。

在臺中慈濟醫院，因為在地的農情不同，選擇與麥農合作，但基本道理是一樣的，都是要懂病人的心。種麥的作法跟種稻不同，稻子要插秧，小麥則是撒籽，農民各有辛苦。

雖說辛苦，其中卻也有很多樂趣。清晨時，踏進麥田裡，聞到清新的空氣以及土地芬芳，有時候你會覺得，這才是真正活著。那種感覺，沒下過田的人絕對體會不到。

醫療不是英雄主義，絕對要靠團隊共識。

團隊的認知，就是要跳脫個人，要眼觀八方；一個習慣只看自己的人，不會是好醫師。比方說，過往十多年來，你用某種治療方式每回都能成功救治病人，但時代變了，患者的年齡層降低，疾病的成因以及醫病溝通方式也不同了，醫師若仍堅持要照他原來的方式做，不免產生問題。

看不見別人，就代表也看不到病人；看不到病人，則醫病之間不會有好的互動。所以，我鼓勵醫師們要與人互動；不只與病人互動，也要同仁間互相交流。團隊很重要，團隊需要有共識；所謂共識，就是你要看出差異點，發現自己和別人不一樣，而且某方面有所不足，就要修正。帶動醫療團隊投入手語演繹活動，最終目的，就是要做到這樣的「共識」，與這樣的「修正」。

環保，要多親近大自然。

許多時候，人們誤以為乾淨才是最美的狀態，覺得農人每天滿身泥巴真是髒。若有小朋友在戶外運動，回到家後，衣服要用洗潔劑「徹底洗淨」，小朋友本身也必須「一塵不染」。

但這樣真的好嗎？洗潔劑功效越強，就代表化學劑下得越重，生產及使用過程都會汙染大地。孩子身上有些塵土，並沒有不好，反而是被家長過度保護、什麼髒汙都碰不得的孩子，從小就失去某種程度的免疫力，長大後更容易生病。

重視環保就是與大自然和諧相處，甚至包括細菌。人們往往聞菌色變，非用化學藥劑除之而後快；卻不知，比較起來，化學藥劑也對人體有很大的傷害。細菌其實是人類必要的一部分，光人類的腸胃裡就有好幾十億的細菌與我們共生。

學會與大地共處、與自然共處，人類才有未來。

第二十三章 典範身影，常在我心

一九八八年，包含簡守信在內的十位年輕醫師，同時辭去臺大職務，懷抱壯志地一起來到後山花蓮。這件事情不但轟動了當時的慈濟世界，也確實對個人生涯乃至整個東部醫療品質的扎根，都起了關鍵性的影響。

回顧這段歷程，簡守信特別感念慈濟醫院創院院長杜詩綿，與第二任院長曾文賓。

十多年後，他的生命再度轉折向西——來到新啟業的嘉義大林慈院，他又從時任大林慈院院長的林俊龍身上，領會到前輩的生命風範。

用生命見證情與義

接受過嚴謹日本醫學教育養成，杜詩棉在學生的眼中，是位行止瀟灑、風度翩翩的耳鼻喉科學者。在簡守信的學生時期，一個關於杜教授的畫面定格在他的腦海裡——叼著菸斗、清瘦高眺、衣衫筆挺、專注思考著事情的身影，彷彿與福爾摩斯產生了疊影。

當證嚴上人為著東部醫療人才而憂思難解之際，透過舉薦而認識了時任臺大醫院副院長的杜詩綿教授，展開一段經典對話。面對上人邀聘他擔任慈濟院長，杜詩棉問：「難道師父不知道我身上有一顆『定時炸彈』嗎？」上人回應：「我的炸彈比你大顆。生命無常，只在呼吸間，不一定是有病的人先走。有使命、有信心，大家都會為你祝福。」

杜詩棉扛起了花蓮慈濟創院院長的重任。日後那些彷彿理所當然的開展，需要多大的信念和願力支持？一位纖弱瘦小且心臟不好的比丘尼、一位肝癌末期預估只剩三個月壽命的醫師，同心為搶救花東生命、提升醫療品質而將擔負使命。而三十多年前的花蓮在醫界心中，甚至比沙烏地阿拉伯更遙遠——當時，臺大與慈濟簽定建教合作計畫，為了鼓勵年輕醫師前往花蓮任職，凡到花蓮慈濟服務兩年者，回臺大後可比照參與中沙醫療團的成員，升任主治醫師。簡守信回顧當年：

杜院長是少數心思縝密又能兼顧他人的大教授。他有很高的學術地位，同時還能培育、帶動團隊；不僅將耳鼻喉科帶得有聲有色，全院人脈更是經營得既廣且深。有他的和煦特質加上鍥而不捨的努力，才能夠在臺北與花蓮之間搭起心靈橋梁；許多大教授們的視野從庭院深深的白色巨塔看向東部偏鄉，開始了解慈濟、認同上人建院理念，以及建院過程經歷的艱辛困難，進而親身來東部支援醫療業務，並且派駐更多年輕醫師來幫忙。

三十三歲的簡守信，正是在那時空因緣下，在慈濟啟業第二年，與東部鄉親產生連結。起初每月一次支援看診，後來兩次，最後決心攜家帶眷安住在慈濟。

盛夏八月，慈院在喜慶而溫馨的氛圍下度過兩週年院慶；此時的杜院長不但遠遠活過醫師預期的三個月，更在往後一段時間，讓簡守信有機會接受他的領導。看著他即使身罹重病，但積極的力道不減，精神矍鑠地推動院務，致力拉近花蓮與臺北的距離，提升醫療人才的質與量。

邀聘資深教授、醫師到花蓮的同時，這群進駐花蓮的醫師依然持續回臺大兼診、進修，不與都會脫節；簡守信相信，這些機會都是杜詩棉院長用心爭取而來的。

在課堂上，領受杜教授的春風化雨；擔任醫師後，依然持續受到杜院長的關心。「小孩幾年級了？」「家裡適應得好嗎？」看到我們這些舉家東遷的年輕人，他的親切問候，格外打動人心。

接受到來自院長、大教授的真誠關懷，對於一個剛走出大醫院象牙塔、習慣師長高高在上的年輕醫師來說，能不感受深刻嗎？年輕遊子的心，能不得到安穩的力量嗎？

親民的感受不只來自院長的關懷，還有師母杜張瑤珍女士的親切，在供應室也裡看到她投入志工、做醫療團隊後盾的身影，完全打破既往對於「先生娘」難以親近的印象。

病程後期，杜院長返回臺大療養。當他過世的消息傳來，眾人同在花蓮追思這位醫界典範；他的骨灰甚至回到了花蓮，俯瞰著花蓮市。

杜院長對慈濟、對花蓮的情與義，讓我深深敬佩；他不僅用僅有的生命來成就篳路藍縷的東部醫療創業之路，離世後也依然用那分精神守護這塊土地。與杜院長的相處時間雖然不長，感受卻親切而深刻，重如泰山。

受苦人間，就是他的診間

相對於杜詩綿院長開朗而不拘小節的外科特質，繼任的曾文賓院長則給人一絲不苟的嚴謹印象。醫師與老師，這兩個過去人們心中的崇高形象，在他身上同時可以看得到。

精神崇高，舉止卻從未高高在上。事實上，曾院長是一個具有極高度使命感的人，拚了命也會去完成他該做的事情，決不放棄堅持；這少見的堅持，便體現在他對鄉親、病人的關懷上。

一九五七年，嘉義布袋、義竹、臺南北門、學甲等沿海地區發生一種怪病，許多居民下肢會疼痛、發黑，甚至壞疽脫落，被稱為「烏腳病」。臺大醫學院公共衛生學系陳拱北教授組團南下展開調查，身為內科醫師的曾文賓教授也加入其中；自此往後數十年間，他便為此戮力不怠，殷勤奔走。

臺灣現今的公共衛生成就舉世肯定，被尊為「臺灣公共衛生之父」的陳拱北教授功不可沒。陳教授同為內科出身，看見鄉親為不明疾病所困，有著迫切的使命感，以高度的執行力組織臺灣的有志學者及臨床醫師投入調查。

雖然只在課堂上過陳教授的課，但他讓我感受到一位醫界前輩、社會菁英對社會人群的關懷；他選擇走出安穩的醫院，進入田野了解疾病發生的背景、環境。除了烏腳病研究與推動鋪設自來水管，他的甲狀腺腫大流行病學調查，也促使政府在食鹽中加碘，改善全民健康；同時，他也是臺灣倡議全民健康保險制度的先驅者，對全民健康有著深遠影響。

陳教授對公衛的熱切也不斷開枝散葉，為當代臺灣培育出許多公衛棟梁，改變公共政策，實實在在地影響了臺灣歷史。

曾文賓院長投入烏腳病研究五十餘載，每年持續發表論文，闡述烏腳病、皮膚癌與飲用水中含砷量的關係，被美國環保署及世界衛生組織引用為飲用水含砷量標準值的最新參考數據；他更將烏腳病的臨床診斷標準予以統一，提高了與其他疾病的鑑別度。因其成就斐然，被譽為「烏腳病之父」。

直到後來，我才日漸瞭解他這番堅持背後的不易。臺灣當年沒有高鐵也沒有普悠瑪號快車；每回南下，他都是利用週六臺大下班以後，搭乘夜班火車前往新營站，再轉乘客運到達沿海的村莊，那時已是清晨七、八點。經過一天的診視、治療與調查，乘坐夜車回臺北，隔天繼續精神奕奕地在臺大上班。

熱情之火不只燃燒三、兩天，而是經年不輟，不斷地為那些在暗夜裡哭泣的居民點亮生命之光。這些菁英醫師真正走入田野、苦幹實幹的使命與精神，至今想來依舊令人感動。

曾院長不是一位關在象牙塔中的醫師，而是扎扎實實地深入人間；所做出來的決不只是實驗室數據，而是扎實的生命數據，對民生健康帶來極重要的影響。

堅強的意志，細膩的心

慈濟醫院啟業後，曾文賓院長卸下臺大醫院副院長職務，專心協助慈濟院務發展。然而，實際上，他對慈濟、花東的關懷，早在上人籌備建院期間就已開始。

一九八九年，他自杜詩棉手中承繼院長重擔，導入對永續發展非常重要的經營理念；在擘劃未來之餘，大家更懂得撙節支出、評估成本效益，將點滴資源用在刀口上，這帶給簡守信很大的啟發。

重視經營之餘，曾院長也關懷同仁成長與凝聚，開始了醫院早會。不同於臨床科晨會以討論個案為主，醫院的早會參與成員包含了行政、醫技、護理與醫療科同仁。猶記得，嫻熟日本文化的他，會從日本知名雜誌《文藝春秋》裡摘錄文章念給我們聽，接著分享背後的故事與義涵。他對每一位同仁不只是用心教學，更是殷勤拉拔，循循然、善誘然，要許他一個更好的未來；為了讓同仁更好，他對自我要求也非常地高。

慈院發展初期，專任醫師少，簡守信經常忙到很晚下班；但無論他幾點離開，院長室的燈光永遠還是亮著的。

曾院長事必躬親，要批閱大量公文，還要規畫、思考許多事情；但無論如何繁忙，在做任何事情之前，他必投入扎實的研究功夫，讓簡守信從他身上看到日本學者做學問的堅持與用心。

隨著年事漸高，曾文賓院長身體不若早期硬朗；然而，長年的奔波與辛苦的院務經營，儘管勞累、甚至疼痛，但簡守信從沒看到他垂頭駝背的樣子。

曾院長不但是一位具有老師風範的內科醫師，更彷彿有著日本武士精神，永遠打起精神，挺著腰桿帶領大家向前。

初至花蓮的那段時期，好幾年的農曆春節，簡守信大多在醫院裡度過；因為，還有許多重症病人住院病人無法返家，且隨時可能需要應變臨時狀況。遊子的鄉愁，卻因院長的關懷而得到撫慰。

逢年過節，曾院長會找我們去他的宿舍吃飯，由曾媽媽燒飯給大家吃。雖然無法回家過節，但大家一起在院長宿舍吃團圓飯，那溫暖永難忘懷。

他有宏觀的視野，能關懷大局，卻也同時擁有一顆細膩的心，是少見能叫得出病人名字的醫師，令人非常敬佩。即使他卸任院長，我卻覺得他和大家之間「緣未盡，情未了」——我們師徒之緣不會因為他的退休而結束；他對病人的情、對同仁的情，那分腳踏實地用情在人間，也絕不會從此了斷。

據於德，依於仁

二〇〇〇年，慈濟在西部的第一家醫院——大林慈濟醫院啟業，由現任慈濟醫療志業執行長的林俊龍擔任創院院長，帶領著簡守信和一群年輕同仁，逐步落實慈濟醫療網的理想。具體說來，簡守信的行政歷練也是從這裡開始大步邁前。

一九九五年，簡守信時任花蓮慈院外科部長，林俊龍則從美國返臺，擔任花蓮慈濟醫院副院長。每當外科有病人照會林俊龍時，他總是親切、熱心地參與，以士氣高昂的語氣和醫師討論著，大家一起來為這個病人努力做些什麼。有別於過往醫師之間習慣以照會單往來的照會模式，林俊龍的活力與熱情，帶給簡守信深刻的第一印象。

漸漸認識林俊龍院長後，才更體會他返臺的決定有多麼不容易。當年上人為了成就醫療志業而歷經風霜雪雨，求才若渴；林俊龍不但知曉，還願意一起來承擔，毅然卸下美國北嶺醫學中心院長職務，義無反顧地來到臺灣花蓮付出。

同樣是來到亟需專業人才的花東地區，三十年前，我們這群年輕醫師的醫療生涯才剛起步；但二十多年前的林俊龍執行長，時年才五十多歲，在美國正值醫療事業與人生的巔峰，卻毅然捨下一切成就而從頭開始，期間遭遇的困難可想而知。他的信心、毅力、克服困難的勇氣，更令人歎服。

大林慈院啟業前一年多，林俊龍邀簡守信同赴西部耕耘大福田。當年願意前往大林的醫師大多年輕，但資深且具有慈濟體系歷練的醫師無幾；因此，簡守信再次決定離開已然站穩腳步的花蓮，往另一個偏鄉開拓新局。一九九九年，簡守信升任為慈濟醫院副院長，參與更多行政運作，對於人與人之間的互動，也有了更廣的關懷。

孔子說：「志於道，據於德，依於仁，游於藝。」一個人進德修業的過程，發心立志、樹立理想後，要以德與仁為綱領，並陶冶高雅情操。而對我的醫療生涯來說，過去十多年來精進於醫術，是「游於藝」；直到參與了行政運作，才從人際之中體會「仁」，懂得仁民愛物，培養寬仁大度。

爾後很長一段時間與林俊龍共事，簡守信感受到他讓每一件事情都變得興味十足；海外義診、社區往診、為無力自理的弱勢家庭打掃居家環境，不但有他親自參與的身影，更難得的是他永遠笑容常開，呼朋引伴、起身帶動，讓參與的同仁都感受得到價值和意義；那些醫療本位以外的事情，竟一一成了讓醫療熱情升級的動力。

簡守信在花蓮時期就開始投入海外義診，主要的動機來自自心意願和想法；在與林俊龍共事後，他更感受主管的開朗引領，和一群人同心同德的振奮與力道，這也帶給簡守信更強的「據於德」的體會。

在美國行醫二十多年，林俊龍有著開朗的美式作風，充分尊重同仁，同時又能堅持做該做的事。共事多年，簡守信充分感受到林俊龍的信任與授權，對於同仁的決定很少有所批評。

有一回，簡守信在談話中說出「員工」兩個字，林俊龍糾正他，應該稱大家為「同仁」，那是簡守信記憶中唯一一次被他直接指正；他也由此更具體感受到，林俊龍視所有同仁為一體，而無上下之分。

執行長用身教潛移默化身邊的人，教會我們領導者身先士卒、以身作則，自然能風行草偃、上行下效，帶動同仁們樂意配合。

人人都有潛能，只要有心，又有發揮的機會，自然就會成長。執行長常告訴我們，對於同仁，只要搭好舞臺，讓他上場發揮，不必過度干涉，關心但不關說，很多事情可以在旁邊欣賞就好。

如同培植樹木，若從一開始就給予限制，在盆栽裡固然可以長得漂亮，但永遠無法成為參天大樹；給予健康的環境，讓根系發展得好，就能長成一棵大樹。

在往後的大林與臺中慈院的經營經驗中，簡守信從各科室的成長中得到了印證，也奉之為圭臬。

永遠看到光明和希望

二〇〇三年，SARS疫情在全球造成莫大威脅，對醫界的打擊尤其沉重。面對高致死率的新型傳染病，各國陸續傳出第一線醫護人員不幸犧牲的消息，臺灣社會亦人人自危，人與人之間的信任感也受到考驗。

在那恐懼、不安、極度壓抑的時空環境下，林俊龍院長依然以樂觀、開朗的態度帶著大家乘風破浪。

大林慈濟醫院當時不但設置負壓隔離病房，也確實收治了疑似案例。他態度堅定地對團隊說：「絕不能讓任何一位同仁罹病！如果真要有人生病受傷，那個人也應該是院長。」

在所有同仁眼前的這位院長，從不用一指神功要求年輕的同仁先赴戰場，而是走在最前，引領眾人一同突破困境。他親身穿戴各種裝置、測試病房的設備，在同仁與病人的安全性和舒適性之間，求取最佳平衡。

我曾形容他是「無可救藥的樂觀主義者」，他是一位奇特的人物，卻更是所有同仁穩定的力量。

即使在許多相對悲觀的情況下，他看到的永遠是光亮和希望，而不是強調黑暗、看到不知所措的未來，這對於團隊精神來說非常重要；一個船長如果整天埋怨洋流湍急、指責成員沒有同心協力，這船如何駕馭得好？

雖然風強雨大、波濤洶湧，但他總是告訴大家：沒關係，目的地馬上就到，苦難很快就過了。他永遠不放棄任何一個希望。

林俊龍帶領團隊的風範，放諸醫病之間的互動也能適用。面對困難的病症，不斷強調治療的難度、預後的風險、治癒率只有幾成，病人的心能得到安住嗎？告訴他光明面：我們已經克服了一些困難，還有哪些需要一起來努力，病人自然就會遵從醫囑，一起面對治療、克服疾病。

曾與林俊龍共事的同仁，腦海中定然有著他種種特別的身影。走過空中花園，在路上看到垃圾，他彎腰撿起；經過盆栽，發現莖上凋萎的蘭花，他伸手摘下；發現枝頭上發黃還未掉落的枯葉，他甚至會墊高腳跟取下；夜間走廊、辦公室燈火通明，經常忙到深夜才下診的他，隨手關燈。雖然有著高大的身材，但他卻總是小處著手，親身去做。

醫院之外，他同樣也是水裡來、火裡去。當年納莉颱風過後，臨近的民雄社區因潰堤而嚴重淹水；大水未退，他率性地將長白袍在腰間打個結，穿著雨鞋走進災區往診；發現重症病人，他和幾位師兄用門板抬出病人。

細數這位令人感佩的長者點滴，有一件事情讓簡守信永難忘懷。

大林慈院啟業初期，於內於外有許多困難需要克服，簡守信不免感到心情有些沮喪。

有一天他來找我，要我帶著內人到墾丁休假兩天，然後給我一個裝了錢的紅包。那是一位長輩對後輩的照顧，是主管對同仁的體貼，是人與人之間最真誠溫暖的疼惜關懷，再堅強的人都會受到感動。

他能讀出同仁遭遇困難的心情，不是一味地敦促同仁必須克服困難，而是輕輕地說：沒關係，轉個彎，休息一下，去外頭看看藍天白雲、大山大海。

雖然我沒有收下紅包，也沒有去墾丁，但接受到這樣的關懷，那片藍天白雲、大山大海，已然出現在眼前。

國家圖書館出版品預行編目資料

大愛醫生館：簡守信院長的人文醫療探索 / 簡守信主述；
蔡明憲, 廖翊君撰文. -- 初版.
-- 臺北市 : 經典雜誌, 慈濟傳播人文志業基金會, 2018.09
384面 ; 15×21公分

ISBN 978-986-96609-6-9(精裝)
1.醫學 2.醫療服務 3.文集
410.7　　107016365

大愛醫生館

簡守信院長的人文醫療探索

創 辦 者：釋證嚴
發 行 者：王端正
平面總監：王志宏

主　　述：簡守信
撰　　文：蔡明憲・廖翊君
美術指導：邱宇陞
責任編輯：賴志銘
照片及序文協力：何姿儀

出 版 者：經典雜誌
慈濟傳播人文志業基金會
11259臺北市北投區立德路2號
客服專線：02-28989898
傳真專線：02-28989993
郵政劃撥：19924552　經典雜誌
排　　版：尚璟設計整合行銷有限公司
印 製 者：禹利電子分色有限公司
經 銷 商：聯合發行股份有限公司
新北市新店區寶橋路235巷6弄6號2樓
02-29178022
出 版 日：2018年10月初版1刷
2018年10月初版10刷
定　　價：420 元